PUBLICATIONS DU JOURNAL DES SCIENCES MÉDICALES DE LILLE.

CONTRIBUTION A L'ÉTUDE

DES

STAPHILOMES ANTÉRIEURS

(Cirsophthalmie),

PAR

M. LE DOCTEUR HOCQUARD,

Médecin aide-major de 1re classe.

Mémoire couronné par la Société des Sciences médicales de Lille.

PARIS.

LIBRAIRIE J.-B. BAILLIERE ET FILS

19 RUE HAUTEFEUILLE, 19

(près du boulevard Saint-Germain).

1881.

PUBLICATIONS DU JOURNAL DES SCIENCES MÉDICALES DE LILLE.

CONTRIBUTION A L'ÉTUDE

DES

STAPHILOMES ANTÉRIEURS

(Cirsophthalmie),

PAR

M. LE DOCTEUR HOCQUARD,

Chirurgien major.

Mémoire couronné par la Société des Sciences médicales de Lille.

PARIS,

LIBRAIRIE J.-B. BAILLIERE ET FILS

19, RUE HAUTEFEUILLE, 19

(près du boulevard Saint-Germain).

1881.

AVANT-PROPOS.

Les recherches sur lesquelles repose ce Mémoire ont toutes été faites dans le laboratoire de la clinique ophthalmologique de la Faculté de médecine de Lyon. Les pièces sur lesquelles ont porté mes études appartiennent à la riche collection anatomo-pathologique de la clinique lyonnaise d'ophthalmologie, et elles m'ont été confiées par mon maître, M. le professeur Gayet.

Malgré les progrès rapides et récents de l'ophthalmologie, et l'importance officiellement reconnue, à l'heure actuelle, de cette branche de l'enseignement médical, les travaux concernant l'anatomie pathologique de l'œil sont encore bien rares en France. Cela tient à plusieurs causes : une des plus importantes réside dans les difficultés qu'on éprouve lorsqu'on veut livrer à la publicité les recherches faites dans ce sens. Tout Mémoire élucidant un point d'anatomie, surtout s'il s'agit d'un organe compliqué comme celui de la vision, doit être accompagné de nombreuses figures explicatives sans lesquelles le texte serait tout à fait inintelligible. Or, à part le *Journal de l'Anatomie* et les *Archives de Physiologie*,

assez richement dotés pour qu'on puisse y adjoindre des planches
en chromolithographie , aucune de nos publications périodiques
françaises ne comporte pareille dépense.

La Société des Sciences médicales de Lille a bien voulu combler
cette lacune en publiant à ses frais ce Mémoire qui, sans elle ,
aurait difficilement vu le jour. Je suis heureux de lui en exprimer
ici toute ma reconnaissance. Je souhaite vivement que son généreux
exemple soit suivi , et que les jeunes travailleurs qui s'occupent de
l'histologie pathologique oculaire trouvent bientôt en France un
journal monté sur le pied des *Archives d'Ophthalmologie* alle-
mandes , par exemple , qui les accueille libéralement et offre à
leurs recherches une hospitalité large et éclairée

Juin 1880.   E. H

CONTRIBUTION A L'ÉTUDE

DES

STAPHYLOMES ANTÉRIEURS

CIRSOPHTHALMIE).

⁂

> C'est en combinant les données de la clinique avec celles que fournissent l'anatomie et l'histologie pathologiques, qu'on arrive à une conception vraiment rationnelle et presque complète de certains états morbides. (Charcot, *Leçons sur les maladies des vieillards*, 2ᵉ part., p. 27.)

On désigne sous le nom de *Cirsophthalmie*, depuis Sichel, ou de *Staphylôme annulaire*, depuis Walther, un allongement avec amincissement et inflammation chronique des membranes oculaires au pourtour de là cornée. Ces lésions, si intéressantes parce qu'elles sont localisées dans une des régions les plus importantes du globe, sont encore inconnues, même dans leurs plus simples manifestations anatomiques, et pour le prouver, je n'aurais qu'à citer l'opinion de la plupart des auteurs classiques qui les placent dans la région ciliaire, tandis que, dans l'immense majorité des cas, elles se trouvent beaucoup plus en avant : au niveau des lacunes de Fontana et des attaches périphériques de l'iris.

C'est même cette localisation dans la région du canal de Schlemm qui fait de la cirsophthalmie une des maladies oculaires les plus

curieuses à étudier, depuis que le Mémoire de Leber sur la circulation de l'œil a appelé l'attention des anatomistes sur l'importance
de ce canal au point de vue des échanges nutritifs qui se font entre
l'intérieur et l'extérieur de la coque, depuis surtout que Max
Knïess, de Wecker et Ad. Weber ont fait de la soudure de l'angle
irien le caractère anatomique du glaucôme.

Je n'adopterai pas dans cette étude la façon de procéder des
auteurs classiques, qui consiste à décrire d'abord *ex professo* les
signes cliniques de l'affection dans leur succession la plus ordinaire, avec les désordres anatomiques qu'elle entraîne, ses causes
probables, son pronostic, et à appuyer seulement ensuite la
description qu'on a faite sur les matériaux cliniques que l'on a
recueillis : observations, autopsies, etc. Je préfère exposer d'abord
en détail l'histoire de mes malades telle qu'elle a été observée jour
par jour dans les salles, rapprocher ensuite les observations cliniques des résultats fournis par l'autopsie, et tirer enfin de la
comparaison entre les renseignements puisés au lit du malade et
ceux que donnent les lésions anatomiques, des conclusions utiles
pour la symptomatologie, le pronostic et le traitement. Cette
méthode a sur l'autre procédé l'avantage de présenter les choses
dans l'ordre où on les observe ; elle oblige à ne formuler une
opinion que quand on l'a appuyée par des faits. De plus, en plaçant toujours en regard de la lésion anatomique le symptôme qui
la faisait prévoir sur le vivant, elle donne aux conclusions plus de
relief et au raisonnement plus de vigueur.

Voici d'abord l'histoire complète d'une jeune malade atteinte de
cirsophthalmie dont le début remontait à huit ans. Les figures qui
accompagnent cette observation, comme toutes celles qui sont
jointes à ce travail, ont été peintes d'après nature avec le plus
grand soin et permettront de suivre avec facilité toutes les
descriptions du texte.

Marie B***, âgée de 24 ans, ménagère, entre à l'hôpital le
19 mars 1879. Elle est blonde, de petite taille, sans aucune trace
de scrofule. Sa mère, rhumatisante, a eu plusieurs ophthalmies
qui lui ont laissé des taies sur les deux cornées. Son père, qui a
été malade plusieurs fois de la poitrine, est sujet aux érysipèles.

Elle a un frère de 14 ans, bien portant. Quant à elle, sa santé a toujours été excellente jusqu'à l'âge de 16 ans.

En 1871, elle gagna une variole assez grave qui la retint six semaines au lit. Depuis ce temps, ses yeux restèrent rouges, irritables, craignant la lumière. Elle ne peut dire si, à cette époque, l'inflammation était plus vive d'un côté que de l'autre; mais elle affirme que la petite tache que l'on découvre sur sa cornée gauche n'existait pas encore. Toujours est-il que ses yeux étaient devenus tellement irritables qu'elle avait renoncé à tout travail appliquant. Cette gêne continuelle finit par être si insupportable pour la malade, qu'elle se décida à entrer en traitement à l'Hôtel-Dieu de Lyon., en août 1872.

En septembre de la même année, elle prit dans les salles de l'hôpital un érysipèle du côté gauche de la face. Lorsqu'on put entr'ouvrir les paupières, on découvrit sur la cornée gauche une petite ulcération. M. Gayet, qui remplaçait en ce moment M. le professeur Desgranges, chef du service, mit la malade à l'atropine. Plus tard, M. Desgranges usa d'un collyre au calomel. Les deux côtés étaient probablement pris en même temps, car on mettait du collyre dans les deux yeux.

Fatiguée par un séjour de trois mois à l'Hôtel-Dieu, la malade sort en octobre 1872; mais avec l'œil gauche dans un état beaucoup plus grave que jamais. Les douleurs périorbitaires, qui avaient commencé après la petite vérole, étaient devenues plus aiguës et avaient revêtu la forme d'accès. L'œil gauche était très rouge.

Six mois après la sortie de l'hôpital, au mois de mai 1873, il survint dans l'œil gauche des douleurs extrêmement violentes qui durèrent sans interruption pendant huit jours et amenèrent au bout de ce temps l'abolition complète de la vision pour cet œil. Une fois la vision perdue, les crises douloureuses s'apaisèrent peu à peu et devinrent de plus en plus espacées. L'inflammation et l'injection du globe diminuèrent; la sclérotique prit une teinte bleuâtre qui s'est surtout accentuée à partir du mois de novembre 1878.

Aujourd'hui, 19 mars 1879, le globe gauche n'est plus douloureux; mais il semble à la malade qu'il fatigue l'œil droit, et c'est pour cela qu'elle vient consulter à l'hôpital. Quand elle s'applique aux travaux de couture, ou quand il lui arrive de fixer pendant quelques instants un objet rapproché, elle a mal à la tête ; son œil gauche larmoie et il lui passe comme un voile devant l'œil droit.

EXAMEN DE LA MALADE (*Œil gauche*). — Le globe gauche est saillant entre les paupières. Il est plus volumineux que d'habitude. Sa proéminence est due à l'allongement et à l'amincissement de la sclérotique antérieure tout autour de la cornée. A ce niveau, comme le montre la figure annexée à ce travail (fig. 1), les enveloppes de l'œil ont pris une teinte bleuâtre, surtout bien marquée aux côtés internes et externes. La coloration bleue, dont on ne peut fixer les limites en arrière, ne s'étend pas en avant jusqu'à la cornée. Il existe tout autour de cette membrane un cercle blanc de 1 millim. 1/2 de largeur moyenne, un peu plus large en dedans qu'en dehors. En haut et en bas, la teinte bleuâtre du limbe est moins accusée d'une façon générale ; mais on remarque deux petites taches bien limitées, de forme à peu près ronde, à cheval toutes deux sur le méridien vertical et situées l'une au-dessus, l'autre au-dessous de la cornée, à un ou deux millimètres de son limbe. Ces taches examinées à un grossissement assez fort, par exemple à la loupe de Brücke, paraissent sillonnées de grandes traînées blanches a peu près parallèles entre elles, et qui les traversent comme des fils rigides qui seraient tendus de la cornée aux culs-de-sac conjonctivaux. Ce sont les faisceaux de la sclérotique, laquelle est extrêmement amincie à ce niveau. En examinant à la loupe la tache supérieure, on voit un vaisseau épiscléral assez volumineux y plonger et y disparaître brusquement comme dans un trou, sans qu'on puisse soupçonner sa terminaison. Ce vaisseau fournit une branche très-grêle qui passe sur la tache même. La disposition que je signale ne pouvant se voir à l'œil nu, n'a pas été indiquée sur la figure, qui représente le globe en grandeur naturelle.

La cornée paraît réduite dans tous ses diamètres. Elle présente en haut, tout contre son limbe, un petit croissant grisâtre ayant à peu près 1 mm. dans sa plus grande largeur. Ce croissant s'étend sur toute la moitié supérieure de la membrane à sa périphérie. Il rappelle comme aspect les croissants cornéens que l'on remarque si souvent chez les individus qui ont eu des ophthalmies répétées de l'enfance. De très fins vaisseaux profonds viennent y aboutir et s'y ramifient en un treillis tellement délicat qu'on ne peut le voir sans la loupe.

On trouve en outre, au centre de la cornée, une petite tache saturée, bien limitée, et de la dimension d'une tête d'épingle. Partout ailleurs, la membrane a une transparence parfaite. Elle donne des images catoptriques très nettes, et ses courbures ne paraissent pas sensiblement modifiées.

La chambre antérieure ne semble pas avoir diminué de profondeur.

L'iris présente des particularités d'un haut intérêt. Au premier examen, on pourrait croire que la malade a subi de ce côté une iridectomie. La pupille, dilatée *ad maximum*, semble s'étendre en haut jusqu'au limbe cornéen. Mais en commandant à la malade de porter son regard fortement en haut, et en examinant très obliquement, on s'aperçoit bien vite que l'iris n'a pas été coupé, mais qu'il est retenu dans sa portion supérieure par une large synéchie antérieure qui ne laisse libre que le bord de la pupille. De plus, si on examine l'iris à la loupe au niveau des pointes du croissant gris de la cornée, on voit que ses faisceaux sont fortement attirés en haut.

La synéchie antérieure n'est pas seulement bornée au croissant cornéen: Elle existe *pour toute la moitié inférieure de l'iris*, mais sur une moindre largeur qu'en haut. Pour s'en convaincre, on n'a qu'à comparer l'iris des deux côtés. A droite, la proportion entre la largeur du grand cercle irien et celle du petit cercle est 2/1. Du côté gauche, elle est au contraire 1/3. C'est-à-dire que, tandis qu'à droite le grand cercle est deux fois plus large que le petit, à gauche c'est le petit cercle qui l'emporte de 3 fois en largeur sur le grand. La limite entre les deux zones de l'iris est, sur la fig. 1, représentée par une ligne noire concentrique au limbe scléro-cornéal; on peut se rendre compte de la réduction considérable que semble avoir subi le grand cercle, malgré la large synéchie supérieure qui devrait avoir pour résultat, en attirant fortement la pupille en haut, d'étaler au maximum la partie inférieure du diaphragme irien.

Les bords pupillaires sont libres d'adhérences; cependant la pupille ne se contracte pas, même si on éclaire vivement l'œil malade et si on cherche à produire une excitation réflexe en faisant contracter l'iris du côté opposé. Le tissu irien paraît sain ; pourtant, la couleur et la saillie de ses vaisseaux ne sont pas modifiées.

La vision est complètement abolie. De cet œil, la malade ne peut même plus distinguer le jour de la nuit.

Les milieux sont remarquablement nets et transparents, et permettent un examen facile des membranes profondes, malgré la petite taie centrale.

La papille est assez fortement excavée, surtout en bas où les vaisseaux forment un coude assez marqué. Son tissu gris blanchâtre au miroir ordinaire (fig. 2) prend, au miroir plan, une teinte verdâtre surtout bien accusée à la périphérie du disque. Dans le fond de l'excavation, on voit un vaisseau qui suit, sans abandonner la lame criblée, les contours du cercle papillaire en se dirigeant en haut, puis en dehors, puis en bas, et en fournissant dans ce trajet deux petites branches qui émergent au côté externe. Lorsqu'on accommode pour les vaisseaux rétiniens, comme dans la figure, ce vaisseau profond paraît flou.

Il existe au côté externe de la papille une étroite traînée d'atrophie choroïdienne. Les artères et les veines de la rétine, pas plus que cette membrane elle-même, ne présentent rien à noter.

La tension du bulbe est *diminuée* ; il est peu douloureux à la pression.

OEil droit. — Les dimensions du globe, ainsi que la tension intra-oculaire, paraissent normales à droite. La cornée est saine. La chambre antérieure, l'iris, le cristallin, n'offrent rien de particulier à signaler.

Le corps vitré paraît un peu trouble. La papille est fortement injectée, sa teinte diffère très peu de celle de la choroïde environnante. Il y a de l'infiltration péripapillaire ; les vaisseaux volumineux forment des crochets saillants en passant du nerf optique sur la rétine.

$$V = O D \ 1/5 \ \text{(beau temps)}.$$

La malade est myope de 1 D de ce côté. Quand on corrige la myopie, $V = 2/5$.

Le champ visuel a beaucoup diminué d'étendue en haut et en dedans, comme le montre la figure ci-contre (fig. 1).

L'énucléation de l'œil gauche est pratiquée le **25 mars 1879**, après anesthésie de la malade au chloroforme. On a beaucoup de peine à détacher la conjonctive en avant, à cause de ses adhérences à l'épisclère. L'œil séparé de ses attaches est d'une mollesse extrême. Il est placé immédiatement dans le liquide de Müller.

3 avril 1879. — Les suites de l'opération ont été excessivement simples. La plaie s'est cicatrisée sans suppuration ; les douleurs de tête ont disparu ; l'acuité n'a pas changé, mais le champ visuel s'est agrandi en haut et en dedans (voir la fig. 2). La malade sort, dans un état satisfaisant, huit jours après l'énucléation de son œil gauche. L'injection papillaire persiste toujours à droite.

Examen de la pièce pathologique. — Après avoir laissé séjourner la pièce pendant quinze jours dans le liquide de Müller, je l'ai séparée en deux moitiés symétriques par une section faite suivant l'axe antéro-postérieur du globe ; j'ai pratiqué cette section avec un bon rasoir et sous le liquide durcissant. Dans ces conditions, les rapports des différentes membranes entre elles ne risquent pas d'être détruits, pourvu qu'on ait soin de ne pas appuyer trop fortement le rasoir contre la pièce : les membranes, en effet, sont, au fur et à mesure de la section, soutenues de tous côtés par le liquide au sein duquel elles flottent.

Quand la coupe a bien réussi, les différentes parties de l'œil restent en place et en examinant l'hémisphère sous le liquide de Müller, on peut étudier, en s'aidant de la loupe ordinaire ou de celle de Brücke, l'ensemble des altérations (Fig. 3). Pour bien réussir la coupe que j'indique, il ne faut pas attendre que le globe que l'on examine ait séjourné pendant longtemps dans le liquide de Müller. Au bout de deux ou trois mois, le cristallin est devenu trop dur pour être sectionné facilement par le rasoir. Il fuit devant l'instrument tranchant, et les rapports de la lentille avec la zonule, le corps vitré et l'iris, rapports que la coupe est justement destinée à faire connaître, sont presque fatalement détruits.

Une fois la section pratiquée, les deux hémisphères sont replacés dans le liquide de Müller où ils peuvent se conserver pendant des années, jusqu'au jour où on les prépare pour l'examen microscopique.

Sur une coupe hémisphérique faite de la façon que je viens d'indiquer, voici ce que j'ai constaté pour le cas particulier (fig. 3).

La coupe est verticale, passant par l'axe antéro-postérieur juste au milieu de la petite taie cornéenne que j'ai signalée sur l'œil vivant. L'axe antéro-postérieur mesure 25 mill. de longueur et l'axe vertical 24.

La cornée paraît normale, excepté au centre où elle présente un amincissement bien limité, correspondant à la petite tache. L'iris semble sain dans toute sa portion libre ; son épaisseur dans ces points est normale. Il est très fortement soudé au limbe scléro-cornéal en haut sur une étendue de 2 mill. ; en bas sur une largeur de 1 mill. seulement. Au niveau de la soudure, il est tellement aminci qu'on ne l'aperçoit pas, même à la loupe, si bien que l'angle irido-cornéen se trouve fortement reporté en avant et que l'iris semble naître directement de la cornée à 1 mill. 1/2 en de la tête du corps ciliaire.

C'est entre le corps ciliaire et cette attache pathologique de l'iris à la cornée que sont cantonnées les lésions véritablement importantes du globle. Là où devrait se trouver le ligament pectiné, les lacunes de Fontana et le canal de Schlemm, la sclérotique atrophiée présente des altérations différentes, suivant que l'on examine à droite ou à gauche de l'hémisphère. La moitié qui a été dessinée en coupe est l'hémisphère interne. Du côté gauche de la figure (portion supérieure du globe) la coupe a porté juste au niveau de la petite tache bien limitée et saturée qui figure une virgule renversée, en haut du limbe cornéen, sur la planche 2. Le côté droit représente une coupe du limbe scléro-cornéal passant à environ 1/2 mill. en dedans de la petite tache saturée inférieure.

Au côté gauche de l'hémisphère, la coupe de la sclérotique semble avoir augmenté d'épaisseur entre le corps ciliaire et la cornée. A la loupe de Brücke, ses fibres sont dissociées et tellement écartées les unes des autres, qu'il semble s'être formé dans l'intérieur de la membrane une sorte de petit kyste cloisonné. Ainsi se trouvent expliqués l'aspect que présentait au grossissement de la loupe composée, la petite tache scléroticale supérieure, et les grands tractus blancs qui sillonnaient sur le vivant cette tache de toute sa longueur.

L'examen de l'hémisphère montre également que la teinte noire foncée de la tache supérieure n'est pas due à la présence du pigment de l'iris, comme on aurait pu le croire au premier abord ; car cette dernière membrane est tellement atrophiée à ce niveau qu'elle n'est plus visible même à la loupe. La coloration noire est due à ce que le fond non éclairé de l'œil apparaît par transparence à travers la sclérotique très amincie. Je m'en suis rendu compte facilement en plaçant l'hémisphère devant une fenêtre bien éclairée et en constatant que le limbe scléro-cornéal laisse,très-bien passer par endroit les rayons lumineux.

Du côté droit de l'hémisphère, la sclérotique ne paraît pas aussi dissociée qu'à gauche dans la région du canal de Schlemm. Au grossissement de la loupe ordinaire ou même à celui de l'instrument de Brücke, on ne reconnaît pas de différence avec l'état normal. Ici, comme au point diamétralement opposé, l'iris est soudé intimement au limbe et il est en atrophie telle qu'il n'est plus représenté que par une très mince couche noire étendue comme un vernis sur la face postérieure de la sclérotique.

Le corps ciliaire ne paraît pas très altéré. En tous cas, il n'a pas diminué d'épaisseur. Les procès semblent cependant un peu plus longs que d'habitude.

La zonule est complètement intacte et le canal de Petit complètement veuf d'exsudat.

Le cristallin est normal comme dimensions. Il paraît intact comme structure.

Le corps vitré n'est pas décollé ni en avant ni en arrière.

La choroïde semble intacte. La rétine a son épaisseur normale. Quant à la papille, elle est très fortement excavée.

La sclérotique est amincie dans sa portion moyenne ; elle est normale en arrière.

En résumé, l'examen à la loupe de l'ensemble de la pièce nous apprend un détail extrêmement important, c'est que le siège des altérations principales de la sclérotique se trouve placé beaucoup plus en avant que ne semblait l'indiquer l'aspect extérieur de l'œil sur le vivant. En examinant la fig. 2, on ne peut se défendre de penser que la zône bleuâtre et les petites taches saturées sont sus-jacentes à la région ciliaire et que l'on a affaire à une distension générale de la région. Le cercle blanc périkératique paraît correspondre à la portion de sclérotique sus-jacente au canal de Schlemm. Le diagnostic de staphilôme ciliaire avait été en effet porté par tous les spécialistes qui ont pu examiner la malade. Nous verrons tout à l'heure, en discutant l'observation dans son ensemble, comment on aurait peut-être pu éviter l'erreur.

Il me reste, pour être complet, à signaler les résultats que m'a fournis l'examen microscopique.

J'ai achevé le durcissement de la pièce en la plaçant 24 heures dans la gomme et 24 heures dans l'alcool. Une remarque en passant, qui a son importance au point de vue de la technique, c'est que la longueur du séjour dans la gomme et l'alcool doit varier pour chaque pièce suivant le temps plus ou moins long qu'elle a passé dans le liquide de Müller. Au bout d'un an de séjour dans ce dernier réactif, un durcissement de 24 heures dans la gomme et de 24 heures dans l'alcool serait trop complet. Les membranes délicates comme la rétine se rompraient sous le rasoir qui ne pourrait presque pas entamer les tissus résistants comme celui de la sclérotique.

Les coupes ont été colorées soit avec le picro-carmin soit avec l'éosine hématoxylique, ou encore avec le picro-aniline du docteur Tafani. Je dois dire un mot de ces deux derniers réactifs appliqués à l'étude des tissus de l'œil.

L'éosine hématoxylique tout récemment trouvée par M. Renaut donne une double coloration des éléments des tissus. Les cellules plates du tissu conjonctif, par exemple, ont leur noyau teint en bleu et leur protoplasme en rose par ce réactif, qui réunit les propriétés des deux matières colorantes constituantes : l'éosine et l'hématoxyline. Le liquide de M. Renaut donne des résultats très remarquables pour l'examen des tissus de l'œil. Il a deux avantages principaux : 1° par son affinité très grande pour les éléments figurés, il décèle les cellules partout où elles se trouvent avec une netteté admirable et permet de suivre tous leurs prolongements ; il est donc le complément du picro-carmin qui, sur les tissus durcis avec le tissu de Müller, colore de préférence les faisceaux et les fibres. 2° Il imprègne très rapidement tous les tissus quelque soit le mode de durcissement. C'est un avantage considérable sur le picro-carmin au point de vue de l'étude de l'œil. Les globes pathologiques sont d'ordinaire durcis dans le liquide de Müller qui a sur les autres réactifs l'avantage de conserver indéfiniment les pièces et de ne pas altérer la rétine, même après un séjour prolongé. Or, on sait qu'après avoir passé un certain temps dans une préparation chromique, les tissus ne se colorent plus par le picro-carminate d'ammoniaque.

Mais lorsqu'on emploie l'éosine hématoxylique après durcissement dans le liquide de Müller, il faut bien se garder de faire agir le réactif colorant avant que la coupe ait été débarrassée de tout l'acide chromique, car l'hématoxyline donne avec cette substance un précipité noirâtre qui se dépose en larges taches dans la préparation de sorte que celle-ci serait complètement perdue. Pour éviter cet inconvénient, on laisse séjourner les coupes une fois faites pendant 24 ou 48 heures dans l'alcool à 1/3. Lorsqu'elles ont perdu la coloration jaune due au bichromate de potasse, on fait intervenir l'éosine hématoxylique et l'on a, grâce à ce petit tour de mains, une sélection aussi parfaite que si la pièce avait été durcie uniquement dans l'alcool pur, ou dans l'acide osmique.

Le liquide du docteur Tafani a été employé par son auteur pour l'étude de la rétine. J'ai porté ailleurs sur lui un jugement peu favorable que je m'empresse de rectifier aujourd'hui. C'est un bon réactif, surtout pour l'étude de la choroïde et de l'iris. Il colore tous les tissus en un très beau vert dont la teinte diffère suivant les éléments. C'est par cette variation dans la teinte qu'on arrive à distinguer très bien les différentes parties qui constituent un organe, mais pour l'obtenir, il est nécessaire de se conformer aux règles suivantes : 1° Attendre pour colorer que la préparation soit en grande partie déshydratée, c'est-à-dire le moment où la coupe amenée sur la lame de verre devient terne et commence à adhérer à cette lame ; 2° Ne laisser agir le liquide colorant que pendant une ou deux minutes ; 3° ne pas laver la préparation mais la monter immédiatement dans de la glycérine légèrement teintée par l'acide picrique.

C'est pour ne pas avoir suivi ces règles dès le début que je n'avais pas obtenu, de la liqueur picro-anilique, les résultats qu'elle donne en réalité.

Qu'on se serve de l'un ou de l'autre des deux réactifs dont je viens de parler, on n'a pas à se préoccuper de l'excès de gomme interne de la sclérotique , dépression que la soudure de l'iris n'a pas réussi à combler (fig. 2) , et qui occupe toute la périphérie de la cornée. Dans la plus grande partie de l'étendue du limbe, l'excavation produite sur la face interne de la sclérotique par la poussée intra-oculaire, s'est arrêtée là. Mais, dans d'autres points, elle s'est poursuivie bien plus profondément.

Les liquides intra-oculaires, rencontrant les vaisseaux perforants qui établissent une communication entre le canal de Schlemm et l'extérieur de l'œil , se sont insinués entre ces vaisseaux et la paroi du canal sclérotical qui les loge et ont distendu ce canal sur une grande hauteur en formant ainsi de véritables cavités au sein de la sclérotique dont ils dissociaient les fibres. Cette dissociation s'est surtout produite , comme l'indique la figure 1 , au niveau des ramifications des artères musculaires supérieures et inférieures. Ces vaisseaux traversant la sclérotique dans toute sa hauteur devaient tracer un chemin facile au processus.

Ainsi se trouvent expliquées à la fois la forme ronde des taches saturées , leurs limites bien tranchées et la disposition singulière de ce vaisseau sclérotical supérieur , mentionné dans l'observation et qu'on voyait , après l'avoir suivi sur un trajet assez long , à l'aide de la loupe de Brücke , « *disparaître comme dans un trou au niveau de la tache saturée.* »

Au niveau de cette tache supérieure, la dissociation des faisceaux de la sclérotique s'est poursuivie si loin que, sur les coupes portant au centre même de cette tache , l'enveloppe de l'œil ne mesure pas plus de 1/10 de millimètre d'épaisseur. L'épaisseur de la coque est plus grande au niveau de la tache inférieure, c'est ce qui explique la teinte moins saturée de cette tache (fig. 1).

Dans l'intérieur des cavités irrégulières creusées en pleine coque fibreuse, on trouve des faisceaux scléroticaux dissociés et rompus qui flottent dans l'intérieur de l'excavation par leur extrémité libre ressemblant à des paquets de cheveux frisés. On y rencontre, en outre, quelques cellules plates de tissu conjonctif, dont le protoplasme renferme des granulations pigmentaires, des globules sanguins en petit nombre, des masses libres de pigment uvéal de différentes grosseurs, enfin des vaisseaux scléroticaux dont j'ai déjà parlé. Ces vaisseaux ont la structure délicate des capillaires de la sclérotique et, bien qu'altérés sur plusieurs points de leur parcours, ils sont parfaitement reconnaissables. Leur membrane, mince et amorphe, s'est rompue en maints endroits, sous l'effort de la poussée qui a dissocié le sclérotique, mais dans d'autres, elle n'est que plissée et il est facile de suivre le capillaire à ses deux lignes claires, nettement tranchées, bordées en dedans par les noyaux de l'endothélium. Ces noyaux sont gonflés, granuleux ; quelques-uns sont en voie de prolifération. Malgré le plissement de la membrane d'enveloppe, ils sont, pour la plupart, restés en place, excepté, bien entendu, dans les points où la gaîne s'est rompue. En ces endroits, ils sont libres, quelquefois réunis par petits groupes dans un des coins de l'anfractuosité. Ils contiennent alors, pour la plupart, des granulations graisseuses ou des corpuscules pigmentaires provenant de la destruction du tractus uvéal. Dans ce cas, ils tendent à perdre leur forme allongée, deviennent sphériques, mais se différencient toujours des globules lymphoïdes, grâce à leurs dimensions.

La gaîne amorphe des capillaires ne présente aucune altération, malgré les injures graves qu'elle a subie de la part du processus. Chaque fois qu'elle n'a pu résister aux efforts de la pression, elle s'est rompue; mais, dans tous les points où il est possible de la suivre, elle ne présente aucune modification de texture. C'est même merveilleux qu'une si frêle membrane ait pu, en se moulant sur les irrégularités des parois cavitaires, résister aussi complètement à des pressions si considérables.

Sur les coupes portant dans les régions du limbe intermédiaires aux taches saturées, les altérations de la sclérotique sont moins graves : dans beaucoup de points, par exemple dans l'endroit qui est représenté au côté gauche de la figure 3, la dissociation des faisceaux ne n'est pas poursuivie fort loin et l'action des liquides intraoculaires s'est bornée à produire l'effacement des lacunes de Fontana et l'accolement des parois du canal de Schlemm. La sclérotique y est donc beaucoup moins amincie qu'au niveau des taches supérieures et inférieures, de là la teinte plus blanche qu'offraient ces points sur le vivant. Les vaisseaux scléroticaux sont alors intacts et en place.

A part du reste, les lésions toutes mécaniques produites par l'effort de la poussée intra-oculaire, les altérations que présente la sclérotique au voisinage du limbe sont peu graves. Les cellules

plates du tissu conjönctif sont plus nombreuses entre les faisceaux. L'hyperplasie cellulaire s'est faite de préférence autour des
vaisseaux, et, dans beaucoup de points, les cellules connectives
réunies par leurs bords et appliquées contre la paroi externe du
canal vasculaire, forment à ce canal une véritable membrane d'enveloppe. Quant aux faisceaux scléroticaux, ils n'ont changé ni
de structure, ni de calibre. L'examen microscopique du limbe met
même en relief une de leurs propriétés les plus remarquables:
c'est la facilité avec laquelle ils s'étirent et s'allongent chez les
jeunes sujets, sous l'influence des poussées qui tendent à augmenter
la capacité de la coque. Au lieu de présenter l'aspect ondulé
et l'enchevêtrement qu'on leur trouve à l'état normal, ils sont
presque rectilignes et suivent un trajet sensiblement parallèle aux
surfaces, si bien que leur agencement rappelle celui des faisceaux
cornéens.

Dans la région que je viens de décrire, et qui est la plus intéressante de la pièce, la paroi interne de la sclérotique est tapissée
par les débris de l'iris. L'observation sur le vivant avait déjà
permis de reconnaître l'adhérence de toute la périphérie de l'iris
au limbe scléro-cornéal, adhérence que nous avions trouvée beaucoup plus étendue en haut que dans les autres points de la circon-
férence de la cornée. L'examen microscopique vient confirmer le
diagnostic tout en le complétant. Dans tous les points où il adhère
à la sclérotique, l'iris est représenté par une mince couche de
pigment qui a survécu à l'atrophie générale de la membrane et
qui seule révèle sa présence. Cette couche, qui ne mesure pas plus
de 20 à 30 p. d'épaisseur moyenne, est cependant fort irrégulière.
Elle ne contient aucun noyau et on n'y reconnaît plus aucune
cellule de l'uvée. Le pigment, bien reconnaissable pour du pigment
uvéal, grâce à la forme et à la coloration des molécules qui le
constituent, est entièrement libre. Il n'est pas répondu uniformé-
ment, mais s'est amassé en certains endroits de préférence, par
exemple tout contre le corps ciliaire et en arrière de la portion
libre de l'iris. Le pigment uvéal a même fusé entre les faisceaux
les plus internes de la sclérotique où il se montre sous forme de
masses allongées et volumineuses. De distance en distance, on
trouve entre la couche pigmentaire interne et la sclérotique
quelques cellules altérées qu'on reconnaît à leur forme pour avoir

appartenu à l'iris. Quant aux vaisseaux de cette dernière membrane, ils ont tous disparu, au niveau et sur toute l'étendue de l'adhérence.

Bien différent est l'aspect de la membrane irienne dans toute sa portion libre. Ici, le tissu de l'iris a gardé sa structure et son apparence normales. Les villosités de sa face antérieure persistent. Les vaisseaux mêmes, qui se montrent à peu près vides, sont intacts. Il est au moins surprenant qu'une membrane, dont la circulation et la nutrition devraient être si singulièrement entravées, jouisse d'une intégrité pareille ; car enfin le diaphragme irien reçoit tout son sang du grand cercle vasculaire périphérique, et la circulation doit être extrêmement gênée dans ce cercle par suite de la soudure et de l'atrophie de toute la périphérie de l'iris.

La cornée est amincie d'une façon générale. Ainsi que je l'ai déjà noté en examinant la pièce dans son ensemble, l'amincissement est surtout accentué dans le point correspondant à la tâche centrale visible sur le vivant. La membrane transparente présente comme altération générale, outre l'amincissement, une tendance marquée au fendillement et une augmentation notable dans le chiffre de ses corpuscules. Nous savons déjà qu'elle offre trois régions particulièrement intéressantes à étudier : 1° la taie centrale ; 2° le croissant gris noté dans la région supérieure du limbe ; 3° l'endothélium postérieur en avant et au niveau de l'adhérence de l'iris.

Dans le point correspondant à la tache centrale, l'amincissement s'accentue brusquement aux dépens des couches postérieures, si bien que la face profonde de la cornée est légèrement creusée en entonnoir (fig. 3). L'épithélium antérieur passe intact à ce niveau, et je n'ai pas trouvé, sur mes coupes, les excroissances épithéliales que l'on voit souvent s'enfoncer entre les faisceaux superficiels de la substance propre au niveau des cicatrices cornéennes. La membrane de Bowmam, la lame vitrée postérieure et son endothélium ont disparu sur ce point. En arrivant au lieu de la cicatrice, les faisceaux cornéens décrivent une courbe à concavité dirigée en haut (fig. 3), d'autant plus accusée que le faisceau est plus postérieur. L'ensemble des extrémités de ces faisceaux, limite un espace en forme d'entonnoir dont la base est dirigée vers l'extérieur de l'œil (a). Cet espace est rempli par un tissu de nouvelle formation dont les fibres, plus fines et plus tassées que les fibres cornéennes ordinaires, ont une direction sensiblement parallèle à la face externe de la cornée. La surface du nouveau tissu est assez irrégulière, mais l'épithélium de revêtement efface ces irrégularités et égalise la supérficie de la cicatrice. Quelques capillaires (*v. v.*) se montrent autour de la tache.

Le croissant gris de la superficie de la cornée au niveau du limbe est constitué par un tissu nouveau qui s'est développé en cet endroit. Ce tissu, dont l'épaisseur diminue à mesure qu'on s'éloigne de la sclérotique, s'enfonce comme une sorte de coin entre l'épithélium antérieur et la substance propre de la cornée. Il ressemble d'une manière frappante au tissu épiscléral avec lequel il se continue directement en arrière. Il est sillonné par un grand nombre de capillaires qui communiquent avec ceux de l'épisclère et qui, en avant, dépassent le tissu nouveau, s'enfoncent entre l'épithelium et la substance propre, à la place de la membrane de Bowmann qui a disparu. Ces vaisseaux pénètrent même entre les fibres les plus superficielles de la cornée et forment ainsi un réseau anastomosé en anses, semblable à celui que l'on remarque à l'état normal sur la cornée de certains animaux. Le tissu conjonctif de nouvelle formation est très riche en cellules. Ces cellules, les unes allongées et plates comme les corpuscules conjonctifs, les autres rondes, sont surtout nombreuses dans les couches les plus superficielles tout contre l'épithélium.

Le revêtement endothélial de la membrane de Demours présente des altérations intéressantes dans la région qui confine au point où se fait l'adhérence de la cornée avec la portion saine de l'iris. Au lieu même de cette adhérence, l'endothélium a complètement disparu, et l'iris se trouve directement en contact avec la lame vitrée postérieure. Cette lame a même disparu par place, si bien que le tissu irien se soude aux fibres de la cornée.

Immédiatement en avant du lieu de soudure, l'endothélium apparaît, mais très altéré (fig. 4). Sur les coupes méridiennes, on voit que les altérations s'étendent sur une surface à peu près équivalente au tiers de la cornée restée libre. Sur ces mêmes coupes méridiennes, on reconnaît que, dans l'endroit dont je parle, le revêtement endothélial semble avoir quadruplé d'épaisseur (fig. 4 *B*). De plus, sa surface interne, au lieu de donner sur la coupe une ligne droite exactement parallèle à la lame de Demours est extrêmement irrégulière. Avec un grossissement convenable, les cellules paraissent gonflées ou plus exactement *soufflées*. Quelques-unes d'entre elles, extraordinairement distendues, font saillie dans la chambre antérieure. Le protoplasme de ces dernières est creusé de vacuoles quelquefois considérables qui leur donnent une forme à peu près sphérique. La couche de protoplasme qui sépare ces vacuoles de l'extérieur est tellement mince que souvent la vésicule crève en épanchant son contenu dans la chambre antérieure (x') Les altérations diffèrent beaucoup pour chaque élément de l'endothélium. Elles semblent atteindre de préférence certains groupes de cellules, si bien qu'entre deux îlots de corpuscules altérés, le revêtement peut être sain sur une longueur de cinq ou six cellules.

Les préparations plates confirment les renseignements précédents (4 *A*). Elles montrent de plus que dans toutes les cellules, même dans les régions qui paraissent saines sur les coupes, le noyau s'est gonflé et est devenu vésiculeux (fig. 4, *A*, *n*). Ces noyaux n'occupent pas une place bien déterminée dans le corps de l'élément. Ils sont tantôt au centre du protoplasme, tantôt contre ses bords. Les cellules gonflées et tassées les unes contre les autres ont pris une forme irrégulièrement polygonale. La membrane de Demours paraît absolument intacte comme structure. Elle manque ainsi que son revêtement au niveau de la cicatrice (fig. 3).

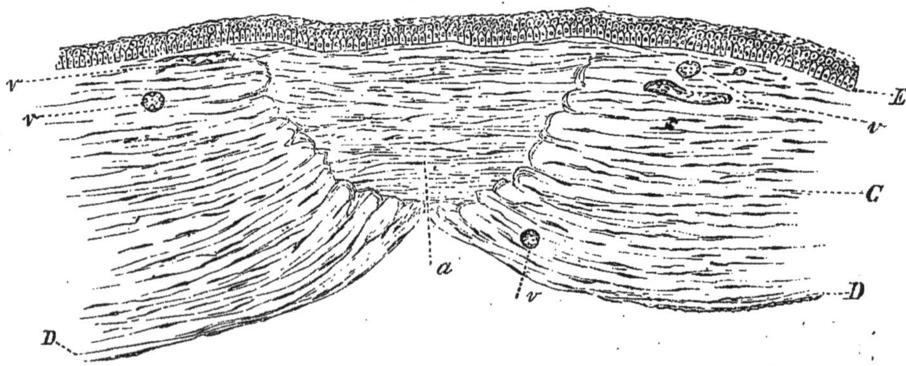

Les procès ciliaires, qui cependant paraissent un peu plus longs que d'habitude ne montrent aucune altération de tissu. Quant au muscle, il ne semble avoir subi aucune altération grave. Peut-être le tissu conjonctif de soutien présente-t-il un hyperplasie légère de ses éléments cellulaires? En tous cas, si ce processus existe, il est encore peu avancé.

Le cristallin et la zonule sont entièrement sains.

La sclérotique présente sur une grande partie de son étendue des lésions évidentes d'autant mieux marquées qu'on examine plus près du limbe scléro-cornéal. Ces lésions consistent en une prolifération assez active des cellules connectives qui se trouvent entre les faisceaux et dans le développement d'un grand nombre de vaisseaux nouveaux cantonnés dans les portions antérieures de la membrane, au-dessus du corps ciliaire (fig. 5). Ces vaisseaux, gorgés pour la plupart de globules sanguins, possèdent tous un endothélium de revêtement très bien formé. Ils sont très fins et occupent toute l'épaisseur de la membrane fibreuse.

On rencontre très peu de cellules rondes entre les fibres scléroticales. L'inflammation dont est atteinte la membrane fibreuse affecte donc le type chronique. La coque a pris tout-à-fait l'aspect qu'elle offre chez les très jeunes enfants : elle est repassée à l'état embryonnaire.

La choroïde est intacte sur tout son parcours, à l'exception d'une étroite bande qui forme comme une sorte d'anneau autour de la papille. Dans ce point elle est atrophiée; les lumières des petits vaisseaux de la chorio-capillaire sont en partie effacées et l'épithélium polygonal de la rétine a subi un commencement de dégénérescence colloïde.

Les cellules claires qui doublent les procès et le corps ciliaire sont absolument normales.

L'entrée du nerf optique est très curieux à étudier. La papille présente d'abord une excavation plus large que profonde, dans le genre de celles qui ont été comparées par certains auteurs au *fond d'une assiette à soupe*. Cette excavation, sur les coupes passant par l'artère centrale, mesure $0^{mm}6$ de profondeur à son centre. L'anneau choroïdien qui la limite en avant est plus étroit que le fond, si bien que les vaisseaux centraux, refoulés contre les parois de l'excavation, contournent cet anneau pour passer sur la rétine en décrivant une sorte d'S. C'est ce qui explique le crochet qu'on leur voit faire sur la figure 2. Ces vaisseaux se montrent gorgés de globules sanguins, non seulement dans leur trajet intra-papillaire, mais aussi dans la rétine. Le système capillaire interstitiel du nerf optique est, du reste, extraordinairement développé, dans la portion située immédiatement en arrière de la lame criblée. Il existe là un grand nombre de capillaires remplis de globules rouges qui rampent dans les traînées de tissu conjonctif séparant les divers faisceaux du nerf optique, et même dans la gaine interne de ce nerf.

Toute la charpente conjonctive qui soutient le tissu nerveux nerveux s'est développée outre mesure. Les travées connectives intra-fasciculaires ont doublé de volume. Mais c'est surtout la gaine d'enveloppe des vaisseaux centraux qui a augmenté d'épaisseur. Les faisceaux nerveux, comprimés par suite de cette hypertrophie de leur tissu de soutien, ont diminué de volume ; ils sont de plus altérés : les noyaux des fibres nerveuses se sont développés outre mesure, de sorte qu'à la sclérose interstitielle vient s'ajouter la névrité parenchymateuse. Chose curieuse : l'abondance des noyaux est deux fois plus grande au niveau et en avant de la lame criblée qu'en arrière d'elle.

La gaine vaginale, qui sépare les deux tuniques du nerf optique, ne m'a rien présenté d'anormal. Je dois dire cependant pour être complet, que, sur quelques coupes, j'ai trouvé le fond du cul-de-sac qui termine cette gaîne en avant, tapissé par un grand nombre de corpuscules lymphoïdes, réunis par groupes sur la paroi même du cul-de-sac.

La rétine n'offre rien à noter, si ce n'est sa pauvreté en fibres nerveuses. Les autres couches de la membrane sont absolument normales. Les grains, surtout les grains internes sont très beaux, plus gros même que d'habitude. La couche des cônes et des bâtonnets est normale.

La corps vitré a pris, sous l'influence du liquide durcissant, un aspect particulier ; il semble composé de fibrilles très fines, qui, sur les coupes méridiennes, paraissent suivre exactement les ondulations de la limitante interne, du moins dans les couches qui confinent immédiatement à la rétine (fig. 6, *A*). De plus, il est tapissé sur sa face externe par un grand nombre de cellules d'un aspect singulier (fig. 6). Ces cellules sont toutes appliquées contre la limitante et font saillie dans la vitrine (*A*). Les unes sont à peu près rondes ; ce sont les plus nombreuses. Les autres, de forme singulière (1, 2) sont à un ou deux prolongements. Ces prolongements, qui ne semblent pas avoir de tendance à s'enfoncer dans la vitrine, s'étendent parallèlement à la rétine et se terminent toujours par une extrémité mousse, quelquefois par une boule très réfringente. Le protoplasme de certaines de ces cellules est creusé de vacuoless qui peuvent être très grandes (2). Tous ces éléments sont en prolifération active. Ils contiennent presque tous deux ou même trois noyaux volumineux ovales ou ronds, finement granuleux et montrant une grande affinité pour le carmin. De temps en temps, on rencontre aussi, sur les coupes, de grosses vésicules granuleuses (fig. 6, *L*) qui ne contiennent pas de noyau et qui s'imprègnent moins facilement par le carmin que les corpuscules nuclées que je viens de décrire.

Maintenant que nous connaissons aussi parfaitement que possible notre malade, et que nous sommes complètement édifiés sur la marche et le caractère des lésions dont elle a été atteinte, utilisons ce que nous avons appris : cherchons dans les altérations anatomiques que nous a révélées le microscope, l'explication des symptômes recueillis à l'hôpital et tâchons de nous rendre un compte exact des raisons qui ont présidé à la naissance et au développement du processus.

Et d'abord, le premier fait saillant, celui qui se dégage tout de suite lorsqu'on cherche à se se rémémorer les résultats de l'examen anatomique, c'est la localisation des principales altérations trouvées à l'autopsie dans cette étroite région du limbe qui s'étend entre la tête du corps ciliaire et l'origine de la cornée. La maladie s'est en quelque sorte cantonnée dans cet endroit, et c'est là qu'il faut chercher le secret de son développement. Les autres altérations telles que la multiplication cellulaire dans la vitrine, la sclérose et l'inflammation parenchymateuse dans le nerf optique, sont des phénomènes secondaires qui se sont développés après coup par le fait des altérations du limbe ; les détails dans lesquels je suis entré précédemment le montrent assez clairement pour que je n'insiste pas. Le terme de *Cirsophthalmie* dont je me suis servi pour caractériser la maladie est donc exact.

Les altérations du limbe portent sur trois membranes : la cornée, l'iris et la sclérotique. Chacun de ces trois tissus, atteint primitivement, peut donner naissance au processus. Pouvons-nous savoir lequel des trois a fourni la point de départ du mal pour le cas particulier?

Ce ne peut être l'iris seul, et cela à cause de la nature même des lésions qu'il présente. Il est sain partout excepté au niveau de l'adhérence ; or, une inflammation plastique franche aurait laissé des traces évidentes dans toute l'étendue de la membrane, et surtout des synéchies pupillaires. Est-ce la cornée? Cette membrane présente des altérations manifestes et entr'autres une cicatrice centrale qui se révélait sur le vivant par une tâche saturée. Mais si nous relisons l'histoire de la malade, nous voyons immédiatement que cette taie n'est arrivée qu'à la suite de l'érysipèle, quelque temps après le début des accidents oculaires. Les premiers phénomènes du côté des yeux se sont déclarés à la suite d'une variole assez grave qui a retenu la malade six semaines au lit. A cette époque, nous dit-elle, sa cornée était encore transparente, L'inflammation cornéenne a pu aider au développement du processus, comme nous allons le voir dans un instant, mais elle n'a pas été le phénomène initial. Voici comment, après examen approfondi des symptômes, je crois que les choses se sont passées.

La malade a eu d'abord une ophthalmie variolique, non pas une de ces kératites violentes et graves qui surviennent en même temps que l'éruption, mais une de ces inflammations subaiguës de la conjonctive et de l'épisclère que les varioleux gagnent au moment de la dessication des pustules et de la chûte des croûtes. Ces inflammations de la conjonctive guérissent souvent d'elles-mêmes, ou à l'aide de quelques cautérisations au sulfate de cuivre. Dans certains cas cependant, je les ai vues extrêmement rebelles, surtout quand aux irritations locales venait se joindre une influence diathésique. C'est le cas de notre malade dont la mère a eu plusieurs ophthalmies rhumatismales et dont le père est sujet aux érysipèles. Dans ces conditions, l'inflammation peut se propager à l'épisclère et même à la sclérotique, comme j'en ai vu deux exemples pendant que j'étais chargé d'un service de varioleux.

L'anatomie nous enseigne que toute altération de la région du limbe retentit forcément sur la cornée, l'iris et le corps ciliaire à cause des anastomoses qui se font à ce niveau entre les systèmes vasculaires sanguins et lymphatiques de ces différentes régions. Nous avons la preuve anatomique que ce retentissement n'a pas amené des altérations graves dans les deux derniers tissus. Très-probablement, il s'est produit à cette époque, à la suite de la congestion du limbe une simple stase sanguine qui a amené l'hyperhémie de l'iris et du corps ciliaire. Cette hyperhémie explique suffisamment l'irritabilité de l'œil à cette période du processus.

Mais, en même temps qu'il y avait stase dans le système vasculaire de l'iris et du corps ciliaire, il y avait pour le même motif gêne circulatoire dans les canaux lymphatiques de la cornée, si bien que, lorsque l'érysipèle est survenu, il a trouvé le terrain cornéen tout préparé pour l'inflammation, et le processus oculaire s'est compliqué d'une kératite ulcéreuse.

L'inflammation conjonctivale occupait les deux yeux à cette époque et nous avons vu dans l'observation que l'inflammation kératique avait également envahi les deux cornées. Seulement cette dernière était beaucoup plus violente du côté gauche, où elle a laissé des traces profondes que du côté droit où elle a entièrement guéri.

Nous pouvons, à l'aide des données fournies par le microscope, nous rendre assez exactement compte de la façon dont on a évalué le processus cornéen L'examen de la cicatrice nous indique que l'ulcération de la cornée était profonde. Les faisceaux étaient détruits sur une grande épaisseur, probablement jusqu'à la membrane de Descemet. Cette dernière a-t-elle été rompue et y a-t-il eu issue de l'humeur aqueuse ? La chose est possible : l'excavation à la face postérieure de la cornée sur ce point, l'incurvation des faisceaux cornéens que j'ai signalée plus haut, sembleraient être les signes d'une ancienne perforation. Cependant j'ai de la peine à croire qu'une solution de continuité, même limitée, de la membrane transparente, inévitablement suivie à ce niveau de l'enclavement de la région pupillaire de l'iris, n'ait pas laissé d'autres traces que celles que nous a révélées le microscope. D'ordinaire, à la suite d'une perforation centrale, il se forme une adhérence complète du diaphragme irien à la face postérieure de

la cornée à laquelle succède à brève échéance un staphylôme antérieur total. Mais, en supposant même que l'enclavement de l'iris
n'ait pas amené de synéchie, et que la chambre antérieure se soit
reconstituée après coup, il serait resté dans l'intérieur de la cicatrice ou à son voisinage contre la face profonde de la cornée des
débris de pigment uvéal. Or je n'ai trouvé nulle part ces traces de
l'accollement de l'iris ; j'aime donc mieux admettre que la membrane de Descemet a résisté, mais que, trop faible pour contre-
balancer à elle seule les effets de la pression intraoculaire, elle
a cédé en s'invaginant dans le canal de la plaie. Il s'est donc
formé là un kératocèle qui, refoulant devant lui les extrémités
rompues des faisceaux cornéens voisins de l'ulcère, leur a donné
l'incurvation que j'ai notée dans la cicatrice.

Pour réparer les désordres du tissu et combler la perte de substance au niveau de l'ulcération, il a fallu l'apport dans la cornée
d'un nombre plus grand de matériaux nutritifs. Les voies lymphatiques, qui suffisent pour nourrir la membrane en temps ordinaire,
étaient trop étroites pour fournir les éléments indispensables à
cette sorte de suractivité nutritive. La cornée a dû en créer de
plus larges et de plus rapides ; elle s'est vascularisée. Quand une
cornée se vascularise, les canaux sanguins se développent entre
l'épithélium antérieur et la substance propre. Ils s'enfoncent très
peu vers la profondeur, mais s'étalent en une large nappe cons-
tituée par une sorte de canevas résultant des anastomoses vasculaires, canevas entre les mailles duquel se développe du tissu
conjonctif analogue au tissu épiscléral. Cette nappe cellulo-vasculaire prend la place de la membrane de Bowmann qui disparaît
d'une façon définitive : voilà pourquoi nous n'en avons trouvé
que des vestiges dans le cas particulier.

Une fois le but rempli, et la perte de substance comblée, les
vaisseaux deviennent inutiles. La nouvelle couche s'atrophie donc,
mais peu à peu, en allant du centre vers la périphérie. Il est rare
qu'elle ne laisse aucune trace de son passage. Quand les désordres
ont été graves et la réparation longue et laborieuse, la couche
cellulo-vasculaire ne s'atrophie qu'en partie : il reste çà et là,
comme dans le cas particulier, quelques fins vaisseaux et, la
plupart du temps, il persiste tout contre le limbe, dans un ou
deux points de la périphérie de la cornée, une étroite bande de

tissu conjonctif qui ne s'est pas atrophié comme le reste de la couche. Telle est l'explication du croissant corné qu'on trouve chez notre malade. Ces bandes grises périphériques constituent donc un élément de diagnostic qu'il ne faut jamais négliger quand on veut tenter des opérations sur la cornée. Elles indiquent que la nutrition, la circulation et souvent, comme dans le cas particulier, l'épaisseur de la membrane ont été profondément modifiées par un grave processus pathologique antérieur et invitent à faire de prudentes réserves relativement aux conséquences d'une opération sur la cornée.

L'examen de la membrane transparente, chez notre malade, prête encore à une remarque intéressante, c'est que, malgré les altérations importantes que j'y ai signalées, le tissu cornéen était resté transparent sur la plus grande partie de sa surface. Ainsi, malgré la prolifération évidente des corpuscules, malgré la disparition de la membrane de Bowmann, malgré la persistance des vaisseaux sur beaucoup de points, la transparence du tissu était restée complète et la superficie de la membrane était demeurée assez lisse pour donner des images catoptriques nettes et régulières. Que conclure de cela, sinon que la prolifération des corpuscules cornéens ne suffit pas à elle seule pour produire les leucômes, comme l'admettent certains auteurs. Il faut y ajouter le bouleversement et le changement de direction des faisceaux ; les rayons lumineux venant alors frapper les lames cornéennes devenues irrégulières sont réfléchis et dispersés dans toutes les directions ; il en résulte la perte de transparence de la membrane et la teinte nacrée plus ou moins mélangée de gris du leucôme.

L'examen du cas particulier permet d'expliquer aussi comment on a pu obtenir à l'aide de collyres secs (alun, calomel) la guérison de certaines opacités diffuses et superficielles laissées sur la cornée par des ophthalmies chroniques, notamment par l'ophthalmie scrofuleuse. Ces taches sont produites par des îlots de la membrane vasculaire et celluleuse dont j'ai parlé plus haut, membrane qui ne s'est atrophiée qu'en partie et qui est restée assez épaisse sur certains points, dans ces cas, pour intercepter les rayons lumineux. Les collyres secs agissent alors mécaniquement, en amenant l'obstruction des capillaires qui persistent et, par conséquent, la disparition du tissu opaque sous épithélial nourri par ces capillaires. Les collyres secs ne guérissent donc jamais que les opacités superficielles, diffuses et opalines, produites par la persistance de la membrane cellulo-vasculaire. Ils ne peuvent, ainsi que nous le comprenons maintenant, avoir aucune influence sur ces leucômes épais dûs au gonflement, à la dissociation ou à la cicatrisation des faisceaux propres de la cornée.

Cette inflammation cornéenne que je viens de décrire a dû prêter un puissant concours au processus conjonctivo-épiscléral du début pour amener et maintenir, chez notre malade, cette hyperhémie de l'iris et du corps ciliaire, qui, comme je l'ai montré précédemment, est la conséquence forcée de toutes les affections atteignant le limbe scléro-cornéal. Mais, la stase dans les vaisseaux du corps ciliaire doit amener la réplétion des canaux sanguins des procès. Ces derniers deviennent alors turgides et se portent fortement en dehors et en avant en coiffant la base de l'iris. En se redressant ainsi, ils appliquent inévitablement la périphérie de l'iris et le ligament pectiné contre la cornée, et si, comme dans le cas particulier, le processus pathologique, qui a amené la gêne circulatoire dans les portions antérieures du tractus uvéal, persiste pendant un certain temps, si surtout il existe, comme chez notre malade, une inflammation chronique juste au niveau du point de contact de l'iris, on n'a pas de peine à comprendre qu'il se produise là une synéchie irido-cornéenne. Cette synéchie occupera toute la périphérie de la cornée, puisque la couronne des procès est concentrique au limbe scléro-cornéal.

Quelles seront les conséquences d'une semblable lésion? Depuis les importants travaux de Lebert sur la circulation de l'œil, on sait que l'angle de la chambre antérieure est une voie de filtration importante par laquelle s'élimine le trop plein des liquides intra-oculaires. L'adhérence périphérique de l'iris, en fermant cette voie, aura pour conséquence la rétention d'une forte partie de ces liquides et partant l'augmentation de la tension dans l'intérieur de l'œil. Ainsi, chez notre malade, la tension intra-oculaire, qui dans les derniers temps avait fortement diminué, a dû, à un moment donné, être au contraire considérablement exagérée. Je n'en veux pas d'autres preuves que l'excavation du nerf optique constatée à l'ophthalmoscope comme sur les coupes microscopiques et la dissociation de la sclérotique dans la région du limbe. Nous pouvons même dire, en consultant l'histoire de la malade, vers quelle époque cette hypertonie est arrivée à son summum et le produit les lésions qui accusent sa trace : nous avons pour guide dans ces sortes de recherches un symptôme à peu près certain : c'est la névralgie ciliaire.

L'observation nous apprend que ces crises douloureuses si caractéristiques ont commencé 3 mois après l'érysipèle de la face et ont affecté le type intermittent pendant environ 6 mois. Quelle était leur cause à cette époque ? Lorsque l'adhérence périphérique de l'iris a commencé à s'établir, la pression intra-oculaire s'est exagérée par le mécanisme que nous avons vu. Cette exagération de pression a eu pour effet immédiat d'appliquer violemment contre la coque fibreuse la choroïde, le corps ciliaire, la portion adhérente de l'iris, d'où compression des branches ciliaires longues qui courent entre le tractus uvéal et la sclérotique sur toute la longueur de l'œil. De là les douleurs. Mais, chez notre malade qui est encore jeune, la sclérotique est élastique ; elle a fini par céder et par se distendre sous l'effort des liquides intérieurs de l'œil : de là une rémission dans la névralgie glaucomateuse. Cette rémission ne pouvait être de longue durée, car, l'obstacle circulatoire existant toujours par le fait de la synéchie irienne, les liquides n'ont pas tardé à s'accumuler en plus grande quantité en amont de cet obstacle, c'est-à-dire dans l'intérieur de l'œil, et cela d'autant plus facilement que le tiraillement sur les nerfs ciliaires et la compression exercée sur ces nerfs ont eu pour conséquence une hypersécrétion dans l'intérieur de la sclérotique. De là, une nouvelle crise douloureuse bientôt amendée par une nouvelle distension de la coque fibreuse. Mais l'élasticité de la sclérotique est peu considérable. La distension de la membrane d'enveloppe ne pouvait donc se produire que dans des limites fort restreintes. Aussi voyons-nous, au bout de 6 mois, la névralgie, qui d'abord était intermittante affecter le type continu. Bientôt les douleurs devinrent extrêmement violentes, nous dit l'observation, et la compression fut telle que la vision se perdit brusquement et sans retour, comme dans un accès de glaucome aigu. Puis, au bout de 8 jours de souffrances atroces, une détente presque subite se produisit. Les crises cédèrent peu à peu ; la sclérotique prit une teinte bleuâtre, et la tension diminua tellement qu'elle descendit au-dessous de la normale.

Quelles étaient les raisons d'un changement si complet dans la scène morbide? C'est le microscope qui nous les apprend. Sous l'effort de la pression considérable qui s'est développée à cette époque, la sclérotique s'est dissociée dans ses points les plus faibles, c'est-à-dire dans la région du limbe où elle est comme sculptée à jour pour recevoir les canaux de Fontana, de Schlemm et les vaisseaux perforants. L'autopsie nous a démontré que, dans ce point, les enveloppes de l'œil n'étaient plus représentées que par une membrane tellement mince en certains endroits qu'elle se laissait parfaitement traverser par les rayons lumineux. Les liquides intra-oculaires, ne pouvant communiquer avec les veines perforantes par l'intermédiaire du canal de Schlemm et des lacunes de Fontana obstrués, se sont creusés directement un chemin jusqu'à ces vaisseaux à travers les fibres mêmes de la sclérotique. La grande voie de filtration antérieure a donc été réouverte. Elle fonctionnait même mieux qu'à l'état normal, car grâce aux larges canaux creusés par le processus et, peut-être aussi, grâce à la filtration directe à travers les points les plus minces de la sclérotique, la tension intra-oculaire est descendue à un degré inférieur à l'état normal.

Le processus que je viens d'esquisser prête à une foule de déductions, intéressantes, dont je développerai seulement les plus importantes afin de ne pas augmenter outre mesure les dimensions déjà considérables de ce travail. Mais auparavant, il faut que je prouve que les choses se sont bien passées ainsi. L'intervention des procès ciliaires, dans la production des synéchies périphériques de l'iris, qui amènent l'exagération de la tension intra-oculaire, a été constatée pour la première fois par Ad. Weber dans ses recherches récentes sur le glaucome (1). Aux démonstrations expérimentales et cliniques fournies par cet auteur, j'ajouterai une preuve nouvelle : j'ai déjà eu trois fois l'occasion d'examiner au microscope des yeux atteints de cirsophthalmie, et dans ces trois cas, j'ai constamment trouvé un ou deux procès ciliaires compris dans la synéchie irienne. Le sommet de ces

---

(1) *Archives d'Ophthalmologie* de Græfe et Sæmisch, année 1878.

procès était fortement soudé à la face postérieure de l'iris adhérente. Cette soudure ne s'était pas faite après coup, mais tout au début du processus et en même temps que se produisait la synéchie irienne. Ce qui me le prouve, c'est que les procès adhérents s'étaient allongés en même temps que la sclérotique à ce niveau. Leur longueur avait triplé par suite de la projection en avant de leur point d'attache antérieur, il fallait donc bien admettre que la soudure s'était produite tout au commencement de l'affection et avant les premiers effets de la pression intra-oculaire sur la coque fibreuse.

Ce processus fournit l'explication rationnelle de ces cas de glaucome foudroyant survenant chez les individus prédisposés à la suite de troubles circulatoires comme ceux qu'occasionnent une violente colère, la ménopause, l'arrêt brusque des règles, etc. Il explique également les bons effets de l'éserine constatés par les praticiens dans quelques cas déterminés de glaucome aigu, et ces autres cas en apparence contradictoires dans lesquels le même médicament a été plus nuisible qu'utile. En effet, suivant que l'on aura affaire à telle ou telle période du processus, les effets de l'éserine seront absolument opposés. Dans un cas de glaucome aigu, où il n'y a qu'un simple accolement de l'iris contre la cornée par le fait de la turgescence des procès ciliaires, la fève de Calabar sera extrêmement utile, parce que, en contractant la pupille, elle dégagera l'iris et désobstruera l'angle irido-cornéen. Mais, supposons un cas de glaucome chronique dans lequel la synéchie périphérique est solide et définitive, la même substance médicamenteuse non seulement n'amènera aucun résultat favorable, mais pourra même en produisant des tiraillements sur l'adhérence, entraîner une irritation reflexe des nerfs ciliaires qui se traduira par une poussée de glaucome aigu comme on en a cité des exemples.

Le fait de l'obstruction des lacunes de Fontana à la suite d'une simple hyperhémie du muscle ciliaire explique ces modifications si brusques et pour ainsi dire instantanées de la pression intra-oculaire que tout observateur exercé a senti se produire sous son doigt, au moment par exemple d'une opération sur l'œil, ou pendant le toucher du globe sous la paupière supérieure, tel qu'on le pratique lorsqu'on veut se rendre compte de la tension.

Enfin, les altérations anatomiques révélées par le microscope dans la région du limbe cornéal jettent un jour tout nouveau sur le mode d'action de l'iridectomie et de la sclérotomie dans les affections glaucomateuses. On sait que l'opinion la plus accréditée touchant la façon dont agissent ces opérations dans le glaucome chronique, consiste à admettre qu'elles créent une *cicatrice filtrante* destinée à rétablir l'équilibre de pression entre l'intérieur et l'extérieur de l'œil. Les lésions pathologiques que je viens d'analyser montrent l'exactitude de cette interpretation. Qu'a fait dans ce cas le processus morbide ? Il a sectionné la sclérotique de façon à rétablir les voies de communications de la chambre antérieure avec les vaisseaux épiscléraux, voies de communications qu'avait fermées l'adhérence de l'iris aux lacunes de Fontana. Seulement, l'intervention de la nature a ici le dessous sur l'intervention chirurgicale, en ce cas que la première a besoin pour se produire d'une exagération de pression telle que la vision en demeure abolie. Si, dans le cas particulier, le chirurgien avait pu venir en aide à temps au processus morbide en sectionnant la sclérotique dans la région du limbe, les voies de filtration auraient été probablement rétablies d'un seul coup, et l'exagération de pression n'aurait pas atteint un degré capable de détruire à jamais la vision dans cet œil.

En regard de cette observation si complète que je viens de discuter dans tous ces détails, je vais placer maintenant l'histoire d'une autre jeune malade ayant, elle aussi, un staphylome annulaire, mais beaucoup plus avancé que le précédent et présentant des particularités anatomiques un peu différentes.

Françoise A***, âgée de 15 ans, exerçant la profession de guimpière et demeurant à Alles (Haute-Savoie) entre à l'hôpital en mai 1878. Elle est réglée depuis 4 mois seulement.

Il y a 5 ans, à la suite d'une fièvre typhoïde, elle ressentit de violentes douleurs dans son œil gauche. Ces douleurs qui revêtaient la forme des crises augmentèrent peu à peu en même temps que la vision diminuait insensiblement de ce même côté gauche. Depuis bientôt 2 ans, la vue est perdue totalement à gauche.

Comme chez notre première malade, aussitôt que la vision fut définitivement abolie, les douleurs cédèrent peu à peu et la sclé-rotique prit une teinte bleuâtre autour de la cornée.

La malade vient consulter à l'hôpital, non pour cet œil gauche qui ne la fait aucunement souffrir, mais pour son œil droit dans lequel la vision commence à baisser et qui larmoie chaque fois qu'elle s'applique un peu à ses travaux de couture.

A gauche, la conjonctive bulbaire est un peu injectée ; la sclérotique a pris une teinte ardoisée autour de la cornée. Le globe est volumineux, tendu, et dur.

La cornée, bombée, semi-opaque, présente en dedans et en bas une série de taches de forme et de largeur différentes. A-la péri-phérie, elle est entièrement confondue avec la sclérotique dont elle à la coloration.

L'iris, d'un brun-jaunâtre est difficile à apercevoir à travers la cornée. La pupille est dilatée ; elle parait complètement insensible.

La malade né distingue plus le jour de la nuit, de cet œil, depuis environ 2 ans.

A droite, je ne note rien qu'un peu d'injection fine du bulbe au pourtour de la cornée.

Avec le verre + 1,25 D, = O D 1/3

26 Mars. — Enucléation du globe gauche par le procédé de Bondet, après anesthésie de la malade.

3 Avril. — Exeat.

Avec + 1,25 D, S = O D 4/9

Examen de la pièce pathologique. — Une coupe pratiquée en suivant le diamètre antéro-postérieur du globe de la façon que j'ai indiquée pour la pièce précédente laisse échapper un liquide trouble qui, examiné immédiatement au microscope, montre un grand nombre de cristaux de cholestérine et de tyrosine.

Le globe mesure 27, m. m. dans son diamètre antéro-postérieur et 25 dans son diamètre équatorial.

Comme dans la pièce précédente, les principales lésions anato-miques se montrent cantonnées à la périphérie de la cornée, dans la région du canal Schlemm. Il y a là une soudure de toute la péri-phérie de l'iris au limbe scléro-cornéal lequel s'est allongé à ce niveau. (fig. 7)

L'allongement est beaucoup plus considérable du côté droit que du côté gauche de la pièce (fig. 7). Il y a en même temps un amincissement remarquable des enveloppes de l'œil a ce niveau, amincissement qui se poursuit du côté gauche sur une grande étendue sn arrière.

La figure 7 montre des particularités qui n'existaient pas dans la 1re pièce ; tels sont : un amincissement notable de la périphérie de la cornée en avant des attaches pathologiques de l'iris ; 2° une atrophie de cette dernière membrane ; 3° un synchisis postérieur. Le microscope en permettant de mieux voir les détails des tissus, accuse des différences encore plus tranchées entre les deux bulbes dont j'ai écrit l'histoire.

Sur les coupes qui portent au niveau de la soudure de l'iris au côté droit de la figure 7, les fibres scléroticales très-fortement étirées et tendues ne semblent pas avoir subi d'altération (fig 8) Entre elles se montrent un grand nombre de vaisseaux de nouvelle formation qui, dans la région de la synéchie irido-sclérale ont une direction sensiblement antéro-postérieure et sont entourés d'un grand nombre de cellules lymphoïdes qui leur constituent de véritables manchons. Excepté dans le voisinage des vaisseaux, les éléments corpusculaires sont rares dans cette région.

Sur toute l'étendue de la synéchie, l'iris n'est plus représenté que par une mince couche de pigment, libre. Entre la couche pigmentée et la sclérotique, on trouve un exsudat amorphe (fig 7, Ex.), d'épaisseur variable suivant les points et vivement teinté par l'hématoxyline et le carmin. Cet exsudat renferme de grosses masses pigmentaires et quelques rares cellules altérées.

De ce même côté, mais dans la région sus-jacente au corps ciliaire, la sclérotique présente une dissociation de ces couches moyennes excessivement remarquable (fig. 8, S). Cette dissociation s'est faite au niveau des vaisseaux qui vont à la queue du corps ciliaire. Les faisceaux scléroticaux moyens sont séparés les uns des autres comme si on avait violemment injecté un liquide dans les couches moyennes de la membrane. Dans tous les points où se montre cette dissociation, on trouve un grand nombre de vaisseaux de nouvelle formation et une innombrable quantité de cellules jeunes. Sur certaines coupes, ces cellules forment de gros amas tout contre l'exsudat que j'ai signalé plus haut (fig. 8, A).

Lorsque la section porte sur le débouché d'un vaisseau ciliaire dans la sclérotique, on voit que le canal sclérotical qui loge ce vaisseau est extraordinairement distendu et on constate en outre, qu'il s'est fait entre la paroi vasculaire et le canal une grande accumulation de corpuscules lymphoïdes.

Cette dissociation des couches moyennes de la sclérotique va en s'atténuant très rapidement au fur et à mesure qu'on s'avance vers le pôle postérieur, si bien qu'au point où le corps ciliaire se continue avec la choroïde, on n'en trouve plus de traces.

Du côté gauche de la pièce (fig. 7), les coupes microscopiques révèlent dans la région de l'adhérence irienne des détails encore plus curieux que du côté droit. La sclérotique y est tellement amincie que, sur certains points, elle ne mesure pas plus de $0^m,25$ d'épaisseur. Une très-mince couche de pigment, seul reste de l'iris double sa surface interne. Les cellules sont rares à ce niveau, excepté au voisinage des longs et grêles vaisseaux qui traversent obliquement la coque dans toute son épaisseur. En avant de l'adhérence de l'iris, la cornée est, elle aussi, excessivement mince et atrophiée. Son tissu à ce niveau ne rappelle en rien le tissu cornéen normal. C'est une sorte de trame connective à très fines fibrilles, ondulées comme des cheveux frisés, sans faisceaux conjonctifs bien distincts, sans vacuoles, contenant un grand nombre de cellules et de noyaux et quelques vaisseaux de fin calibre. On dirait que les vaisseaux cornéens ont disparu et qu'il s'est formé à leur place un grand nombre de fibres très tenues (1 p.) ondulées, organisées en une sorte de feutrage.

Plus loin, la cornée se renfle peu à peu au point de recouvrer ses dimensions normales (fig. 7) La membrane transparente présente, outre l'amincissement et la transformation dont je viens de parler, d'autres altérations que je ne ferai que signaler. C'est, d'une part, le développement sous l'épithélium antérieur d'une couche cellulo-vasculaire analogue à celle que j'ai trouvée sur la pièce précédente et dont j'ai indiqué plus haut le mode de formation (fig. 8, *P*). Cette couche qui occupe toute la périphérie de la cornée ne s'étend pas fort loin vers le centre. Elle est plus épaisse en bas et c'est à elle que sont dues ces tâches cornéennes signalées dans l'observation, à la partie inférieure du limbe. Au point où elle disparaît, on retrouve la membrane de Bowmann dont on ne reconnaît plus aucune trace dans tous les points occupés par la nouvelle couche. D'autre part, la cornée présente, dans le voisinage des portions amincies, un agrandissement des fentes interfasciculaires semblables à celui que l'on obtiendrait en desséchant légèrement le tissu. Les corpuscules cornéens sont en prolifération. Des vaisseaux de nouvelle formation, en petit nombre, il est vrai, rampent dans les couches moyennes à la périphérie de la membrane sans s'avancer beaucoup vers le centre. La lame de Descemet est intacte ; mais son endothélium présente les altérations signalées dans l'autre pièce.

L'iris a diminué d'épaisseur d'une façon remarquable. Dans les portions où il paraît le moins atrophié, il ne mesure pas plus de 0^{mm}25 d'épaisseur à sa partie moyenne. Son tissu paraît plus doux, plus tassé, sans cependant présenter d'altérations nettes des éléments figurés qui le constituent. Les vaisseaux sont à peu près vides de sang et moins nombreux que d'habitude. Les cellules uvéales de la couche postérieure ont complètement abandonné leur pigment. Une petite partie de ce dernier s'est infiltré entre les mailles de la trame irienne. Les plus grosses masses pigmentaires sont venues se loger en arrière du point où l'iris se détache de la cornée et forment là sur certaines coupes, des amas énormes (fig. 8, *n*). Cette migration fait que les portions moyennes de l'iris contiennent très peu de pigment sur leur face postérieure. Ce pigment, du reste, n'est pas très adhérent à l'iris ; il s'en détache avec une grande facilité sur les coupes.

Je note, pour être complet, une ou deux petites hémorragies interstitielles dans la trame irienne au voisinage du point d'attache à la cornée. Ce point d'attache présente absolument la même disposition que dans l'autre pièce ; aussi est-il inutile d'y revenir.

Le corps ciliaire et la choroïde sont atteints du même processus atrophique que l'iris. Comme ce dernier, le corps ciliaire a diminué d'épaisseur (fig. 8). L'atrophie porte surtout sur les faisceaux musculaires. Quant aux faisceaux conjonctifs de soutien, ils montrent une prolifération abondante de leurs éléments cellulaires qui sont en train de s'allonger et de s'organiser. Sur certaines coupes, on voit, autour du grand vaisseau qui se montr dans l'angle antero-interne du muscle, de véritables amas de

pratique tout au début du processus morbide. Une observation
entr'autres, recueillie dans la clinique du Dr Abadie et publiée par
un de ses élèves dans sa thèse inaugurale, est tellement concluante
que je ne puis m'empêcher de la mentionner ici. Il s'agit d'une
jeune fille de 17 ans, atteinte de cirsophthalmie avec exagération
de tension du globe, trouble de la cornée et diminution considérable de la vision. Une iridectomie pratiquée un mois après le
début des accidents eut un plein succès. Au bout de quarante-huit
seulement, la cornée avait notablement recouvré sa transparence
et la sensation de tension permanente qui existait avant l'opération avait disparu. Un mois plus tard, la malade, qui, avant l'opération, ne pouvait voir aucun objet et distinguait seulement le
jour de la nuit, possédait du côté opéré une acuite de 2/7 (¹).

Mais pour que l'iridectomie soit efficace, il faut, je le répète, se
hâter d'y procéder et ne pas attendre que l'exagération de tension
ait amené une perte complète de la sensibilité retinienne et l'excavation de la papille. Plus on temporise, moins les chances de
succès sont nombreuses, car nos observations nous démontrent
que la névrite optique complique fréquemment, sinon toujours, le
staphylôme annulaire.

Les deux observations qui forment la base de ce travail montrent que la cirsophthalmie est une affection franchement glaucomateuse, car elle est caractérisée par les trois symptômes les plus
importants du glaucome : douleurs névralgiques survenant par
crises, augmentation de la tension intra-oculaire, excavation de
la papille (fig. 2). C'est par le fait un glaucome subaigu, mais
qui, par cela même qu'il se développe chez les jeunes sujets dont
la sclérotique offre des propriétés particulières à cet âge, diffère
du glaucome ordinaire tel qu'on l'observe chez les adultes et
surtout chez les vieillards. Le glaucome sénile et le glaucome du
jeune âge ont tous deux pour manifestation première, pour symptôme initial, l'exagération de tension. Comme la cirsophthalmie,
le premier s'accompagne de la soudure de l'angle irido-cornéen
sur toute l'étendue du limbe, si l'on on croit les recherches de
Wecker, de Max Kwiess, de Weber, etc. Mais la résistance de

---

(1) E. Duriez. *Du glaucôme chez les jeunes sujets*, thèse de Paris, 1875. Obs.
I, p. 28 et 29.

la sclérotique, variable selon les âges, imprimera aux manifestations anatomiques une physionomie différente et toute carac-
téristique suivant que le même phénomène initial, l'hypertonie,
s'exercera pendant l'extrême jeunesse, l'adolescence ou l'âge mûr.

Dans le tout jeune âge où la sclérotique est le moins résistante,
la plus faible exagération de pression intérieure distendra toute
la coque, comme si elle était de caoutchouc. De là ces *Buphthal-*
mies énormes et rapidement croissantes que l'on observe chez les
tout jeunes enfants. Ces yeux buphthalmiques possèdent tout au
plus une augmentation légère de la tension intérieure de l'œil et ne
se compliquent presque jamais d'excavation de la papille par la
raison bien simple que la coque fibreuse, obéissant à la moindre
pression, cède devant les liquides au fur et à mesure qu'ils se
produisent.

Mais de 15 à 30 ans, les fibres scléroticales sont déjà moins
élastiques. Elles n'obéissent plus facilement aux poussées venant
de l'intérieur de l'œil. Ces poussées n'ont plus guère d'action que
sur les points les moins résistants de la coque, le nerf optique et
la région du limbe où, comme je le disais précédemment, la
sclérotique est comme fouillée à jour par les artères perforantes,
les veines de retour, les lacunes de Fontana et le canal de
Schlemm. Le limbe cède d'abord, s'étire et s'allonge de la façon
que nous avons vue. Le plus souvent, la papille s'excave. Puis
surviennent des troubles de nutrition de la cornée entraînant dans
cette membrane des désordres caractéristiques et constants.
N'étant plus suffisamment nourrie, la cornée se ramollit et s'amincit.
Déjà projetée en avant par le fait de l'étirement de la sclérotique,
à sa périphérie, elle prend une forme conique et fait saillie entre
les paupières : le staphylome annulaire est créé (1).

____

(1) Malgré son allongement effectif, la membrane transparente paraît avoir
diminué d'étendue dans certains cas (fig. 1) : c'est quand la nouvelle couche cellulo-vasculaire développée sous l'épithélium forme à la périphérie de la membrane
un cercle continu. Cette couche, ressemblant à s'y méprendre au tissu épiscléral,
paraît recouvrir une portion de sclérotique, tandis qu'elle recouvre effectivement
une partie de la substance propre de la cornée, devenue opaque grâce à elle. Cette
explication est nécessaire, parce que MM. Abadie et Duriez, qui ont remarqué ce
rapetissement apparent de la cornée, y ont vu une des causes du processus glauco-
mateux, tandis que c'est au contraire un de ses effets. (*Note de l'auteur.*)

Chez les sujets âgés, la sclérotique, étant devenue presque partout inextensible, résiste complètement à la pression intra-oculaire.

Le globe est alors excessivement dur et la papille s'excave rapidement, mais, à cause même de la résistance des fibres sclé-roticales dans la région du limbe, le calibre des vaisseaux sclé-raux se maintient intact, de sorte que la nutrition de la cornée est moins facilement entravée. De là, l'intégrité plus grande et plus longtemps maintenue de la cornée dans le glaucome sénile ; mais de là aussi la perte plus rapide de la vision et la dureté plus grande du globe qui, dans ces cas, l'a fait comparer à une « bille de marbre. »

Ainsi donc, la buphthalmie des jeunes enfants, le staphylôme annulaire, le glaucome sénile, ont tous trois les mêmes causes; la résistance plus ou moins grande de la sclérotique aux poussées intra-oculaires établit seule entre ces trois affections des diffé-rences anatomiques qui, dans les cas typiques, paraissent telle-ment tranchées qu'on en a fait trois affections distinctes.

LÉGENDES DES PLANCHES :

PLANCHE I.

FIG. 1. — *Œil gauche de Marie B**** (Observation I) :
    a. Tache saturée supérieure, au niveau de laquelle a porté la coupe méridienne représentée pl. III, fig. 4.
    b. Tache saturée inférieure.
    c. Croissant gris de la cornée.
    d. Taie centrale.
    i. Anneau bleuâtre indiquant l'amincissement de la sclérotique.

FIG. 2. — *Fond de l œil représenté fig. 1* :
    a. Crochet formé par les vaisseaux sortant de la papille excavée.
    b. Vaisseau courant dans le fond de l'excavation, concentriquement au limbe papillaire. Ce vaisseau devrait être moins nettement accusé sur la figure, car la mise au point est prise pour le dessin ophthalmoscopique en se guidant sur les artères de la rétine après leur émergence de la papille. Ces artères sont alors sur un plan beaucoup plus antérieur que celui qu'occupe le vaisseau *b* qui rampe au fond de l'excavation papillaire, et qui ne peut, par conséquent, être vu avec des contours bien arrêtés.
    e. Lame criblée.
    f. Zone des fibres nerveuses.
    c. Anneau d'atrophie choroïdienne péripapillaire.

FIG. 5. — *Epithélium postérieur de la cornée en avant de l'insertion pathologique de l'iris.*
    A. Préparation plate.
    B. Coupe.
    c. Membrane de Demours.
    v. v. Vacuoles vues sur différents plans et en coupe.
    n. n. Noyaux.
    (Objectif 7. Oculaire 3 de Verick. Tube   ).

FIG 6. — Même œil. Éléments figurés du corps vitré.
    A'. Limitante et cellules du corps vitré vues sur une coupe méridienne.
    B. Types de cellules pris sur une préparation plate.

PLANCHE II.

FIG. 7. — Augustine A... (Observation II). — Vue en coupe de l'hémisphère interne de l'œil énuclée. Le corps vitré n'a pas été très exactement rendu sur la planche. Le décollement s'est fait au moment de la section.

FIG. 3. — Œil gauche de Marie B... (Observation I). — Coupe de l'hémisphère interne pratiquée au niveau de la tache saturée supérieure.

Planche III.

Fig. 4.— *Coupe méridienne de l'œil repré-*
senté pl. I fig. 1 , et pl. II fig. 3. —
Cette coupe porte sur la région du canal
de Schlemm, à la jonction de la cornée
avec la sclérotique, juste au niveau de
la tache saturée *a* (fig. 1).

E. Epithélium cornéen.
A. Couche cellulo-vasculaire formant le
   croissant gris de la cornée (*c*. fig. 1).
C. Substance propre de la cornée.
D. Membrane de Deseemet et son endo-
   thélium.
M. Muscle ciliaire.
I. Portion libre de l'iris.
Sc. Sclérotique.
v v Vaisseaux.
U. Couche d'uvée, seul reste de la portion
   d'iris adhérente
p. Masse de pigment ibre entre les fibres
   scléroticales.

Fig. 8. — Coupe méridienne de l'œil
représenté pl. II fig. 7. Région
du canal de Schlemm.

R. Epithélium antérieur.
P. Couche cellulo-vasculaire.
N. Cornée.
I. Iris.
S. Sclérotique.
C. Corps ciliaire.
U. Uvée.
Ex. Couche exsudative.
v.v. Vaisseaux entourés de jeunes
cellules.

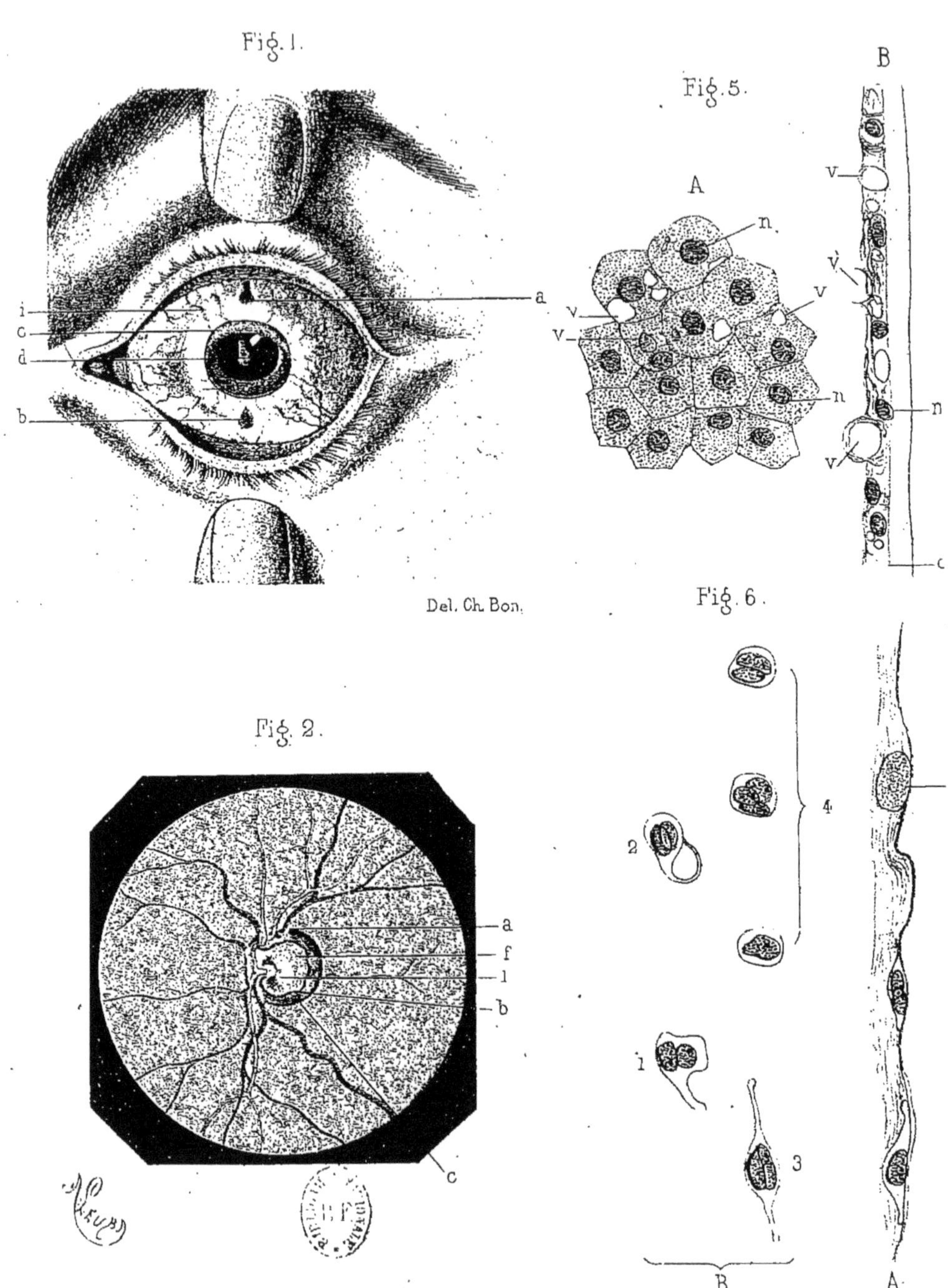
Fig. 1.
i
c
d
b
a
Del. Ch. Bon.
Fig. 2.
a
f
l
b
c
Fig. 5.
B
A
n
v
v
v
v
v
n
n
c
Fig. 6.
A
B
4
2
1
3

Fig. 7.

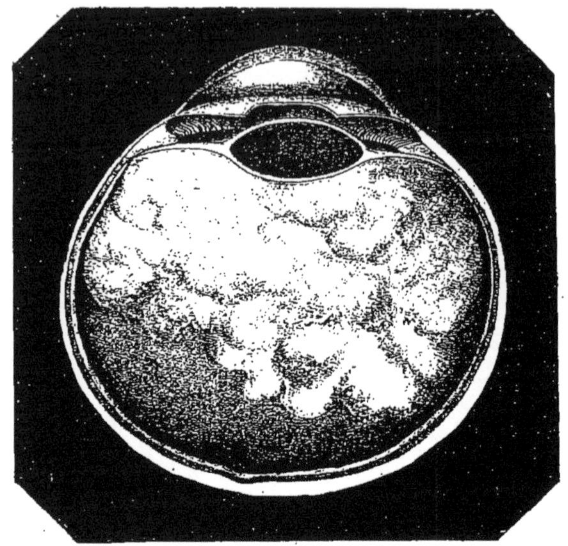

Del. A. Masson.

Fig. 3.

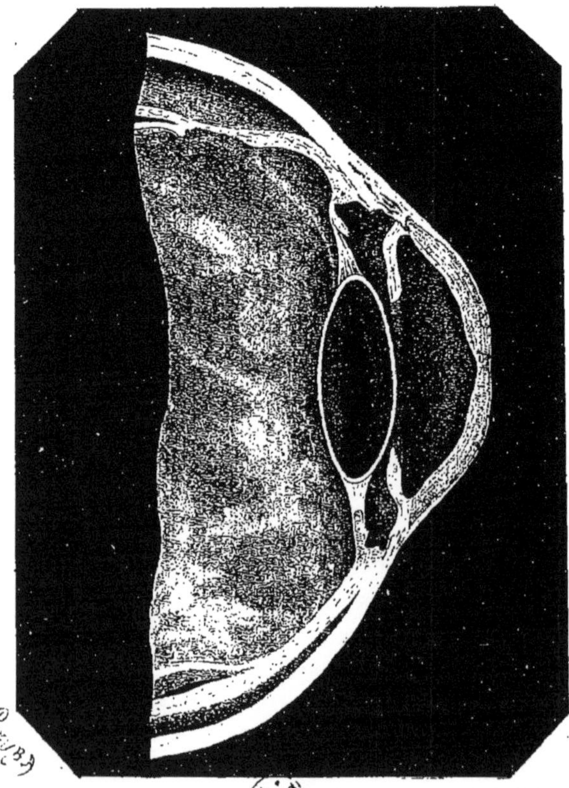

Del. Ch. Bon.

Imp. Lemercier & Cie, 57, rue de Seine, Paris.

Fig. 4.

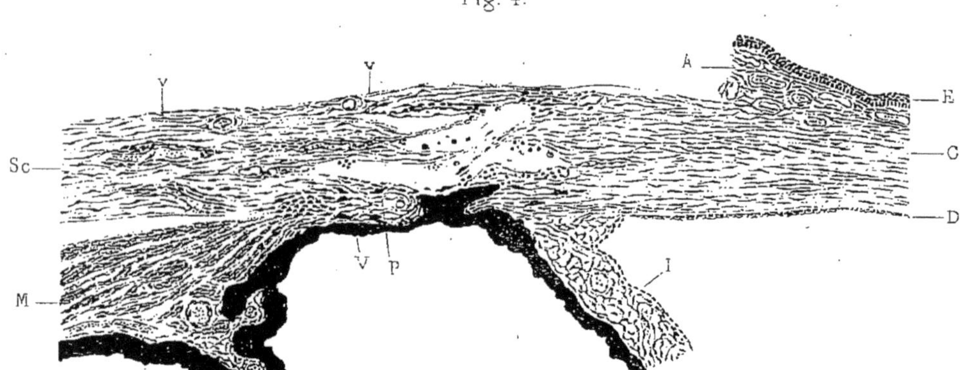

Fig. 8.

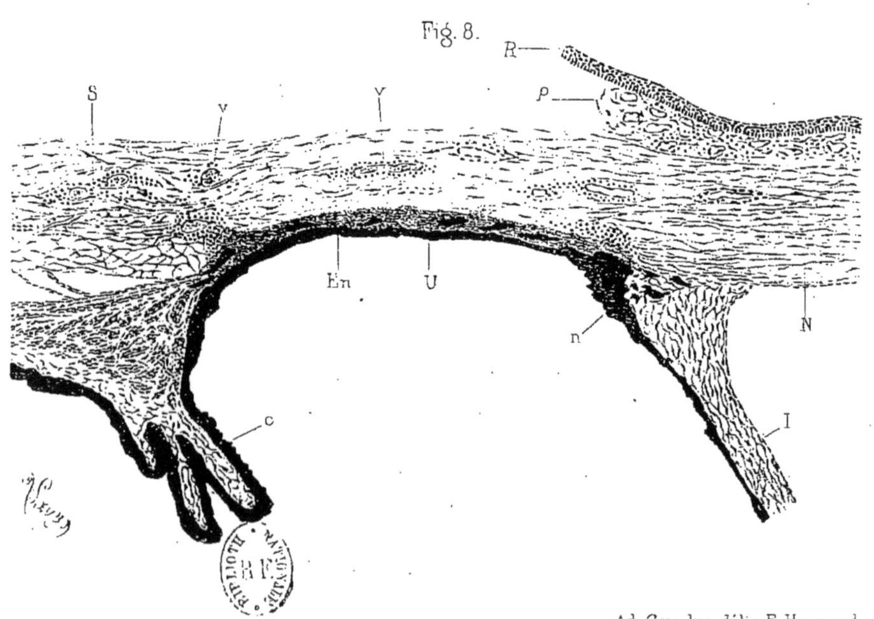

Ad. Cam. luc. délin. E. Hocquard.

Imp. Lemercier & Cie, 57, rue de Seine, Paris.

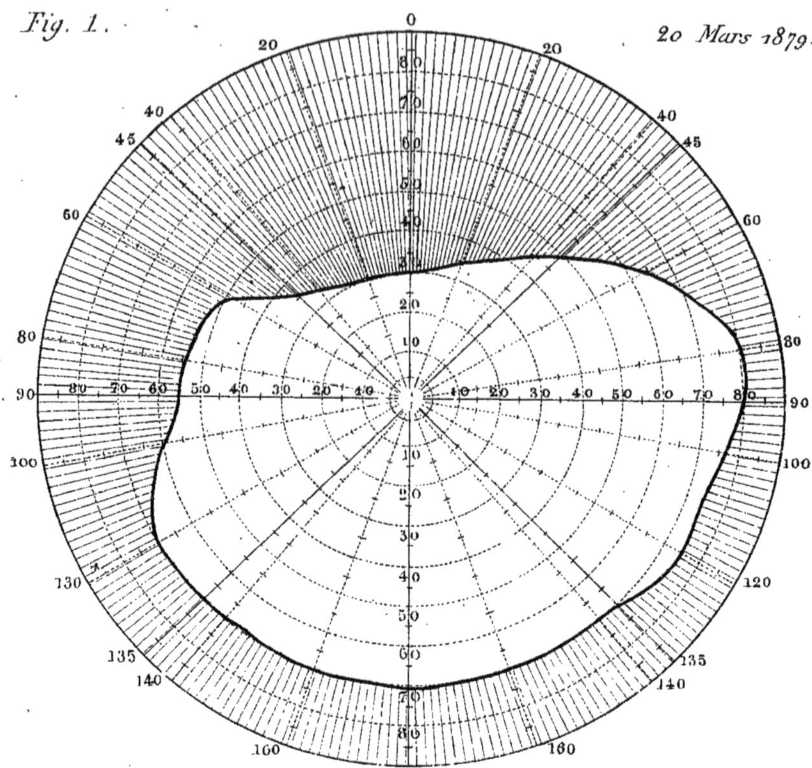

Fig. 1.
20 Mars 1879.

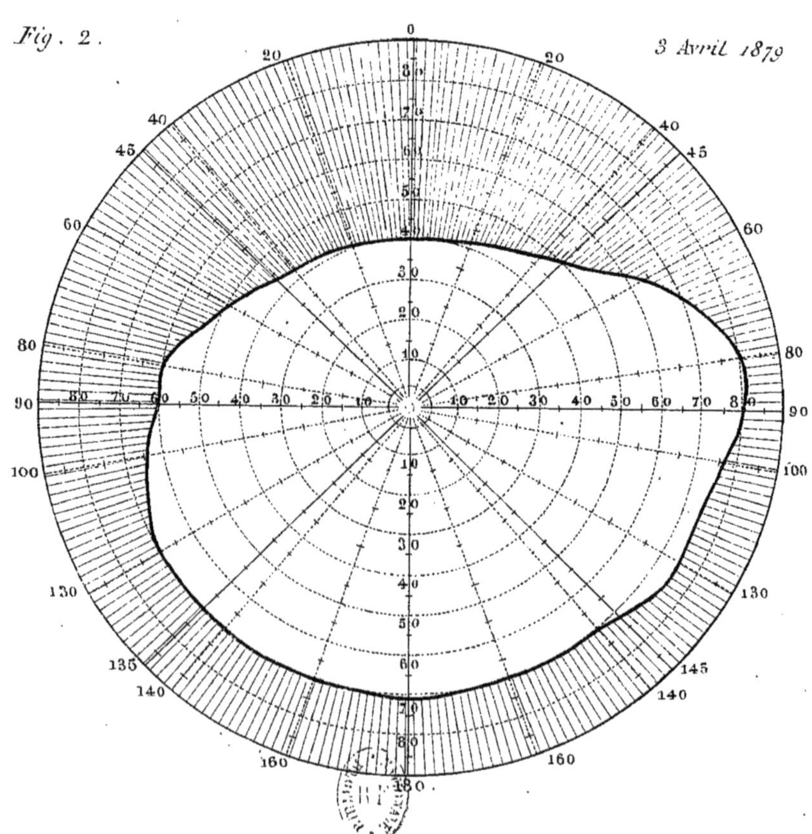

Fig. 2.
3 Avril 1879.

Le *Journal des Sciences médicales de Lille* paraît depuis novembre 1878 , le 1er de chaque mois, par numéros de 72 pages au moins, et forme chaque année un fort volume de 900 pages environ, avec planches et figures intercalées dans le texte lorsque les sujets l'exigent.

Tout ce qui concerne la rédaction et l'administration du journal doit être adressé franco à M. le Dr AUGIER , secrétaire de la rédaction . au Bureau du Journal. rue de la Barre, 70, à Lille.

Les ouvrages dont il sera adressé deux exemplaires au Secrétaire de la rédaction seront annoncés et analysés s'il y a lieu.

Prix de l'abonnement annuel :

France............................... 16 fr.
Union postale (pays d'Europe) 17
    Id.   (pays d'outre mer).. .. 18

L'abonnement part du 1er janvier.

Remarques et observations sur l'anévrysme de l'aorte abdominale (avec *planches*), par E. BALTUS.

Étude sur le protoplasma incolore, par E. BALTUS.

Zymases et Microzymas, par A. BÉCHAMP

Étude sur les modifications apportées par l'organisme aux diverses substances albuminoïdes injectées dans les vaisseaux, par J. BÉCHAMP et E. BALTUS.

Recherches expérimentales sur la valeur thérapeutique des injections intra-veineuses de lait, par J. BÉCHAMP et E. BALTUS.

De la nature et des propriétés des albumines de l'hydrocèle, par J. BÉCHAMP.

Contribution à l'étude de la métallothérapie, par BOUCHAUD.

Contracture des extrémités supérieures chez les aliénés, par BOUCHAUD.

Contribution à l'étude des spasmes oculaires, par BOUCHAUD.

Des pseudo-exanthèmes rhumatismaux, par H. DESPLATS.

Applications de l'électricité au diagnostic et au traitement des maladies, par H. DESPLATS.

De l'emploi de l'acide phénique comme agent antipyrétique, par H. DESPLATS.

La syphilis sous le microscope, par D. DOMEC.

Sur la désarticulation de la hanche, par D. DOMEC.

La chirurgie dite *conservatrice* au lit du malade, par D. DOMEC.

Des fractures étudiées au point de vue du pronostic, par D. DOMEC.

Traitement du nystagmus par les mydriatiques, par A. DUJARDIN.

L'opération césarienne aux États-Unis, par G. EUSTACHE.

Mémoire sur un fœtus dérencéphale (avec *planche*), par G. EUSTACHE.

Ovariotomie suivie de succès. — Quelques remarques sur les indications de l'opération, par G. EUSTACHE.

Luxations traumatiques de l'atlas sur l'axis, par A. FAUCON.

Mémoire sur un cas de fistule biliaire, par V. FAUCON.

Contribution à l'étude de la myosite, par F. GUERMONPREZ.

Note sur la pustule maligne en Flandre, par F. GUERMONPREZ.

Accidents nerveux déterminés par les ascarides lombricoïdes, par GUERMONPREZ.

Contribution à l'étude des staphylômes antérieurs (cirsophthalmie), *avec planches*, par HOCQUARD.

Répression légale du suicide, par J. JEANNEL.

Traitement des kystes synoviaux tendineux par l'ignipuncture, par A. JOUSSET.

Étude sur la phtisie pulmonaire, par V. LATIL.

Écoles de médecine et dispensaires de Londres, par J. REDIER.

Hygiène de la bouche, par J. REDIER.

De l'anesthésie chirurgicale et de son emploi pour les opérations qui se pratiquent dans la bouche, par J. REDIER.

De l'emploi du ch'oral comme anesthésique chez les enfants, par J. REDIER.

Appareils prothétiques de la bouche : description générale, indications et accidents, par J. REDIER.

Greffes dentaires par transplantation, par J. REDIER.

Les extraits pharmaceutiques, par E. SCHMITT.

Le seigle ergoté et les ergotines, par E. SCHMITT.

Le dosage de la morphine dans l'opium, par E. SCHMITT.

Deux opérations césariennes pratiquées à l'hôpital Ste-Eugénie, par A. VANVERTS.

De la mortalité des enfants du premier âge dans la ville de Lille, de ses causes et des moyens d'y remédier, par WINTREBERT.

Consultation hygiénique à propos de l'aménagement d'une école (*avec figures*), par WINTREBERT.

Contribution à l'étude de la stérilité chez la femme, par WINTREBERT.

Thermomètres et thermographes médicaux (*avec figures*), par A. WITZ.

La Faculté de médecine et de pharmacie de l'Université catholique de Lille. — Historique des difficultés qui précédèrent sa fondation.

www.ingramcontent.com/pod-product-compliance
Ingram Content Group UK Ltd.
Pitfield, Milton Keynes, MK11 3LW, UK
UKHW020021080726
13614UKWH00003B/1500